KB238533

기면증,
졸음에 대한
모든 것

기면증,
졸음에 대한
모든 것

초판발행 2014년 3월 5일
초판 5쇄 2019년 1월 11일

지은이 신홍범
펴낸이 채종준
기 획 이혜지
디자인 윤지은
마케팅 송대호

펴낸곳 한국학술정보(주)
주 소 경기도 파주시 회동길 230(문발동)
전 화 031-908-3181(대표)
팩 스 031-908-3189
홈페이지 http://ebook.kstudy.com
E-mail 출판사업부 publish@kstudy.com
등 록 제일산-115호(2000. 6. 19)

ISBN 978-89-268-6119-6 13510

이담 _{Books} 는 한국학술정보(주)의 지식실용서 브랜드입니다.

이 책은 한국학술정보(주)와 저작자의 지적 재산으로서 무단 전재와 복제를 금합니다.
책에 대한 더 나은 생각, 끊임없는 고민, 독자를 생각하는 마음으로 보다 좋은 책을 만들어갑니다.

기면증,
졸음에 대한
모든 것

신홍범 지음

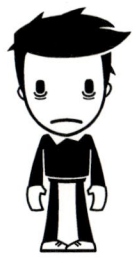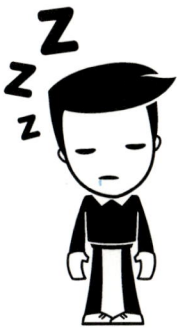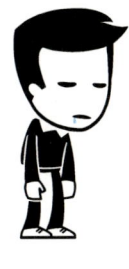

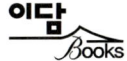
이담
Books

필자가 EBS 〈생방송 60분 부모〉에 출연하여 기면증을 소개할 때였습니다. 방송국에서 초등학교 6학년 여학생을 사례자로 소개해주었습니다. 우수한 성적을 올리고 있는 학생인데 얼마 전부터 시작된 졸음으로 어려움을 겪고 있었습니다. 진찰을 해보니 기면증일 가능성이 높아 우리 병원에서 수면검사, 주간검사를 통해서 기면증으로 진단하고 치료를 시작했습니다. 그 과정이 방송에 소개되었습니다. 그 학생은 그 후 우리 병원을 다니면서 약물 치료를 하고 있습니다. 부모님이 오실 때마다 학생의 성적이 많이 올랐고, 최우수 학생으로 뽑혀서 국가 지원으로 미국 어학연수를 가게 되었다는 등 좋은 소식을 전해줍니다.

기면증 환자를 진료하다 보면, 이런 일을 자주 경험합니다. 그럴 때마다 기면증 진단 후, 한 사람의 일생이 얼마나 달라지는지 보면서 제가 하는 일에 보람을 느낍니다. 만약, 그 학생이 기면증인지 모르고, 극심한 졸음을 겪으면서 자신을 '의지가 약하고 게으른 사람'으로 생각하며 공부를 포기했다면 얼마나 안타까웠을까 하는 생각도 합니다.

기면증은 사춘기 이전에 시작되며 심한 졸음이 특징입니다. 한창 공부할 나이에 심한 졸음을 겪으면서 성적이 떨어지고 사회생활에도 어려움을 겪습니다. 조기에 진단하고 치료해주는 것이 중요합니다.

기면증은 비교적 드문 질환이며 통증을 동반하거나 외형적으로 어떤 이상이 나타나는 병이 아니기 때문에, 기면증인지 모르고 지내며 병원에 와서 진단을 받지 못하는 경우가 많습니다. 이 질환이 의과 대학 교육 과정에서도 잘 소개되지 않기 때문에 심지어 소아청소년과, 신경정신과 의사분들도 이 질환에 대해서 잘 모르시는 경우가 많습니다.

또, 국내에 기면증에 대해서 자세히 소개하는 책이 한 권도 없고, 의학교과서에 아주 짧게 기술되어 있을 뿐입니다. 인터넷에 소개되어 있는 지식은 비전문적이고 단편적이라서 환자와 보호자들이 궁금해하시는 깊이 있는 질문에 답해주지 못하는 형편입니다.

이에 필자는 지난 10년 동안 수면의학을 전공하면서 공부한 지식과 기면증을 포함한 다양한 수면질환 환자들을 진료한 경험을 모아서 이 책을 펴내게 되었습니다. 기면증의 증상, 진단, 치료에 대한 최신 의학지식뿐 아니라 기면증 환자의 생활 전반에 대해서 기면증 환자, 보호자, 일반인, 학교 보건교사, 의대생 그리고 수면의학을 전공하지 않은 의사분들이 이해할 수 있도록 풀어서 썼습니다. 또, 기면증 환자 커뮤니티를 통해서 기면증 환자분들로부터 질문을 받고 그에 답하는 형식으로 '현장감'을 살렸습니다. 기면증의 특징적인 증상인 '졸음'은 다양한 상황, 수면질환에서 나타날 수 있습니다. 졸음의 원인과 대처하는 방법 등에 대해서도 간단히 소개하였습니다.

이 책이 기면증에 대한 이해를 넓히고 무지로 인한 편견을 줄일 수 있기를 바랍니다. 또 원인 모를 졸음으로 고통받는 분들에게 빛이 될 수 있기를 바랍니다.

책을 준비하는 과정에서 네이버 카페 [한국 기면병 환우 협회 창립 준비 모임] 이한 대표의 도움을 많이 받았습니다. 감사드립니다.

2013.12.

의학박사 신홍범

차례

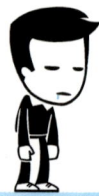

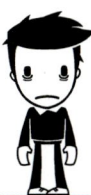

기면증 진단으로
인생이
바뀌었다

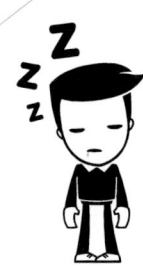

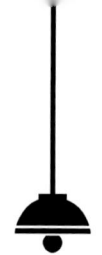

밤에 충분히 자도 수업시간에 조는 고교생 명빈이

고등학교 1학년인 명빈이가 어머니와 함께 수면클리닉을 방문했습니다. 수업시간에 너무 졸려서 수업을 받기 힘들다고 하였습니다. 명빈이의 졸음은 2년 전부터 시작되었다고 합니다. 수업시간에 자지 않고 집중을 하려 해도 졸음이 쏟아져서 견딜 수가 없었다고 합니다. 쉬는 시간에 엎드려 자면 졸음이 조금 가시기는 했지만 그것도 잠깐뿐, 다시 졸음이 몰려왔다고 합니다. 시험을 보는 중에도 졸음이 쏟아져서 엎드려 자다가 선생님의 지적을 받은 적도 있고, 학부모 면담 때 선생님께서 언급하시기도 했다고 합니다. 명빈이 급우들 중에도 수업시간에 졸거나 쉬는 시간에 자는 학생들이 있지만 명빈이는 그보다 좀 더 심한 편이라 했으며, 학교 선생님께서도 학부모 면담에서 여러 번 부모님께 병원에 데려가 보라고 했다고 합니다. 명빈이 역시 본인의 졸음이 매우 심한 편이라는 것을 인정하고 있었습니다.

명빈이는 오전, 오후 시간에 졸리고 특히 점심 식사 후에 더 졸린다고 했습니다. 오후 6시 이후에는 졸음이 덜한 편이며 밤 10시 이후에도 크게 졸리지는 않다고 했습니다. 밤 10시 이후에도 자지 않고 공부를 하거나 친구들과 채팅, 게임 등을 하기도 한다고 했습니다. 부모님은 명빈이가 밤늦게까지 자지 않고 활동을 하기 때문에 낮에 졸리는 것이 아닌가 하는 생각도 해보셨다고 합니다. 그러나 명빈이가 밤 10시부터 다음 날 오전 7시까지 9시간 이상 충분한 야간수면을 취해도 아침에 쉽게 일어나기 힘들고 낮 동안 졸리는 것으로 보아 단순히 야간수면이 부족한 것은 아닌 것으로 보였습니다.

명빈이에게 감정적으로 흥분할 때 몸에 힘이 빠지는 일이 있는지 물어보았으나 그런 경험은 없다고 했습니다. (기면증 환자 중 일부는 아주 우스운 일이 있거나 화나는 일 등 감정 기복이 큰 경우 신체 근육에 힘이 빠지는 탈력발작을 동반하기도 합니다. 그러나 기면증 초기에는 없는 경우도 많으며 기면증 환자 중에도 없는 경우가 반 정도 됩니다.) 명빈이의 경우에도 탈력발작은 동반되지 않는 것으로 보였습니다.

명빈이 부모님도 명빈이의 졸음이 심하다는 것을 듣고 기면증이 아닌가 하는 생각에 기면증과 관련된 텔레비전 프로그램을 보았는데, 그 프로그램에 소개된 기면증 환자의 경우, 감정적으로 흥분되는 일이 있을 때 쓰러지는 현상이 있었는데 명빈이의 경우에는 그런 증상이 없는 것으로 보아 기면증은 아닐 것으로 생각했다고 합니다.

명빈이는 잠을 자다가, 잠에서 깨어 의식은 있지만 몸을 움직이기 힘든 '가위눌림' 증상을 가끔 경험하고 있었고 그 외 기면증 관련 증상은 호소하지 않았습니다.

명빈이의 경우 기면증이 의심되어 기면증 진단을 위한 검사를 시작하였습니다. 기면증은 주관적으로 졸음을 느끼는 것이므로 이를 객관적인 검사를 통해서 증명해야 합니다. 이를 위해서 1박 2일 동안, 약 22시간 가까이 수면 검사실에 머무르면서 수면 상태를 검사하게 됩니다. 검사를 하기로 되어 있는 날 저녁에 검사실에 내원하여 몸에 여러 개의 센서를 부착한 상태에서 1인실에서 잠을 자게 됩니다. 잠을 자는 동안 뇌파, 안전도, 근육긴장도, 심전도, 호흡, 신체 움직임 등 여러 가지 생리적 신호를 측정하여 수면의 양과 깊이를 측정합니다. 낮 검사를 하기 전날 밤에 충분한 수면을 취한 상태에서 낮 동안 졸음을 측정해야만 야간수면 부족으로 인한 졸음의 영향을 없앨 수 있기 때문입니다.

다음 날 아침 6시경 잠에서 깬 다음, 아침 식사를 한 후 2시간 간격으로 30분 정도 짧은 낮잠을 자도록 합니다. 몸에 센서를 붙인 상태에서 어두운 방에서 자며 얼마나 빨리 잠이 드는지, 잠들고 난 후 특징적인 뇌파, 안구 운동 소견이 나타나는지를 평가합니다. 이런 검사를 4~6회 동안 반복합니다. 이를 종합하여 기면증 진단 기준에 맞는지 평가하게 됩니다.

명빈이는 이런 검사를 받은 후, 검사 결과를 토대로 하여 기면증으로 진단되었습니다. 졸음을 치료하기 위하여 기면증 치료제를 처방하였습니다. 약물은 하루 한 번, 아침에 복용하게 됩니다.

명빈이는 약물을 일주일 동안 복용한 후 내원하였습니다. 명빈이는 완전히 다른 생활을 하고 있었습니다. 아침에 일어나서 약을 복용하고 등교한 후 학교생활을 하는 중에 전혀 졸리지 않았다고 합니다. 수업에 집중할 수 있었고, 쉬는 시간에 친구들과 이야기도 할 수 있었습니다. 방과 후에는 학원을 가는 것 외에도 다른 취미생활도 할 수 있었습니다.

명빈이의 경우처럼, 기면증은 한창 공부하는 시기인 중고등학교 무렵에 시작됩니다. 야간에 충분한 수면을 취해도 낮 동안 심한 졸음이 나타나는 것이 특징이므로 학업에 심각한 지장을 줍니다.

따라서 기면증을 조기에 발견해서 치료해주는 것이 매우 중요합니다. 과거에는 기면증이 잘 알려져 있지 않아서 기면증 증상이 있음에도 제때 진단을 받지 못하고 오랜 기간 고생하는 안타까운 경우가 많았습니다. 최근에는 언론매체를 통해서 기면증이 알려지면서 중고등학생들 중에서 수면클리닉으로 내원하여 진단을 받고 치료받는 경우가 늘어나고 있습니다.

진단 후, 6개월 동안 기면증 약물 치료를 받은 명빈이가 수면클리닉을 방문했습니다. 명빈이와 부모님은 그동안 학교 성적이 많이 올랐다고 했습니다. 또 더 활동적이 되어서 친구들과도 잘 지내고 있다고 아주 만족해했습니다.

졸음 혹은 피로감이 병 때문이라는 생각을 해보지 못하면, 그 상태를 당연한 것으로 받아들이고 지내게 됩니다. 졸음의 원인을 찾고 졸음을 해결하면 새로운 인생을 살게 됩니다.

기면증 어떤 병인가?

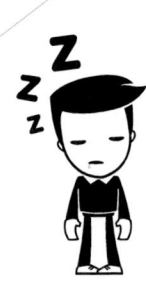

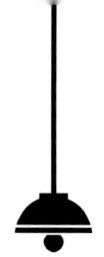

기면증은 어떤 병인가?

기면증은 자신의 의지와는 무관하게 갑작스럽게 잠에 빠져드는 것이 특징인 질환입니다. 기면증은 대개 중고등학교 시절에 처음 시작됩니다. 밤에는 물론이고 정신을 집중해서 공부나 일을 해야 하는 낮 시간에도 갑자기 저항할 수 없는 잠이 쏟아집니다[이를 수면발작(sleep attack) 이라고 한다]. 수면발작은 각성 상태(깨어 있는 상태)에서 1단계, 2단계 수면을 거치지 않고 갑자기 꿈꾸는 잠인 렘수면으로 진입하면서 나타나는 것이며, 짧게는 30초, 길게는 30분까지 지속되기도 합니다. 자고 나면 어느 정도 머리가 맑아지는 것을 느끼지만, 조금 지나면 다시 잠이 쏟아집니다.

기면증이 있으면 갑작스러운 졸음으로 사고가 날 수도 있고(운전 중이나, 기계 조작 중), 학습이나 업무 중에 졸음이 몰려오므로 학습 능률과 업무 효율이 떨어질 수 있습니다. 특히 중고교 시절 과다한 졸음으로 공부를 제대로 하지 못하면 학업에 막대한 장애가 있습니다.

기면증이 매우 드문 질환은 아닙니다. 다만, 사람들이 잘 알지 못해 진단되지 못하거나 조기에 진단되지 않아 상당 기간 동안 고통을 겪다가 치료를 받게 되는 안타까운 질환입니다. 미국에서 인구 중 기면증 환자의 숫자를 조사한 연구에 따르면, 인구 100만 명 중 500명의 기면증 환자가 있으며, 인구 100만 명당 매년 14명의 기면증 환자가 새로 생긴다고 합니다. 이를 우리나라에 단순 적용하면, 5천만 명 중 2만 5천 명의 환자가 있고, 매년 750명의 새로운 환자가 생기고 있는 셈입니다.

낮 동안 심하게 졸음을 느끼는 사람이 있다면 단순히 '게으르다'고 할 것이 아니라 기면증은 아닌지 의심해보아야 합니다.

기면증의 역사

기면증에 대해서 처음으로 기술한 사람은 젤리노라는 프랑스 사람으로 1880년에 '견딜 수 없을 정도의 졸음'을 narcolepsy(기면증의 영문 명칭)라고 명명한 논문을 발표했습니다. 1930년대에 다니엘이라는 사람이 심한 졸음, 탈력발작, 가위눌림, 잠들 무렵에 나타나는 환각 등 기면증의 여러 가지 증상들이 서로 관련된다는 것을 기술하였습니다. 이후 여러 학자가 기면증 환자들은 잠이 들자마자 꿈을 꾸는 수면인 렘수면이 나타난다는 것도 보고하였습니다.

그래서 기면증이 렘수면 조절의 이상으로 생긴다고 보기 시작했습니다. 기면증은 유전적인 요인이 있기는 하지만, 특별한 발병 원인을 찾지 못하는 경우가 대부분입니다.

기면증 연구에 있어서 획기적인 전환점이 된 것은, 특징적이고 심한 기면증 증상을 보이는 개를 대상으로 연구하기 시작하면서부터입니다. 이때부터 기면증 증상에 대해 더 잘 이해하게 되었고 치료도 발전하게 되었습니다.

이어서, 기면증 발병에 하이포크레틴이라는 물질이 관여한다는 것을 알게 되었고 기면증은 단순히 졸리는 수면질환이 아니라 생물학적인 원인을 가지는 질환이라는 것도 알게 되었습니다. 그래서 기면증은 단순히 렘수면 조절의 이상만이 아니라 '깨어 있음과 잠자는 것'의 구분이 불안정해지는 상태라는 것을 이해하게 되었습니다. 기면증 환자에게서는 '깨어 있는 중에도 수시로 잠에 빠지고', '잠을 자는 중에도 수시로 깨게 되는' 현상이 나타나게 되는 것입니다.

이렇게 기면증에 대한 의학적인 연구가 진행되어 왔고, 기면증을 더 잘 이해하게 되고, 더 나은 치료 기법이 개발되게 되었습니다.

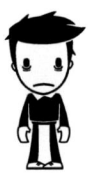

PART

03

기면증의
증상

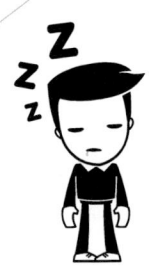

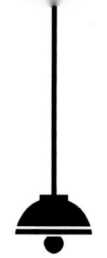

• 심한 졸음

  졸음은 기면증의 핵심증상입니다. 졸음은 다양한 상황에서 하루에도 여러 차례 나타날 수 있습니다. 지루하고 반복되는 작업을 하거나 점심 식사를 배부르게 한 후에 졸릴 수 있습니다. 이런 일은 보통 사람들도 가끔 겪을 수 있습니다. 그러나 집중을 요하는 회의나 일을 할 때 심지어 시험을 볼 때도 갑작스러운 졸음으로 잠에 빠지는 일이 기면증 환자에게서 나타납니다.

  기면증 환자가 서 있거나 잠자기 불편한 자세로 있을 때는 이런 졸음이 수초에서 수분 정도 나타나지만, 잠들기 편한 자세로 기대어 있다면 한 시간 이상을 잘 수도 있습니다.

  기면증 환자들은 잠을 자고 난 후에도 한 시간부터 서너 시간까지는 졸음을 느끼지 않고 상쾌한 상태로 있을 수 있습니다. 그러다가 다시 심한 졸음이 예고 없이 찾아옵니다. 이런 패턴이 하루에도 여러 번 반복되는 것이 특징입니다.

졸음은 대개 환자가 적극적으로 개입하는 활동이 없는 단조로운 상태에서 심하며 텔레비전 시청, 기차나 자동차를 타고 먼 거리를 여행할 때 흔히 나타납니다. 갑작스럽게 저항하기 힘든 정도의 졸음(수면발작, sleep attack)이 나타나기도 하는데 음식을 먹다가, 걷다가, 운전을 하다가 나타날 수도 있습니다. 수면발작이 심하게 자주 나타나는 사람은 병원으로 방문해서 진단을 받게 될 확률이 높습니다. 그러나 수면발작이 심하지 않고 그 상황을 여러 가지 방법으로 견디는 환자의 경우에는 기면증으로 진단받지 못하고 오랜 기간을 지내게 됩니다.

낮잠을 잔 후에 상쾌한 상태가 나타나는 경우가 기면증이며, 낮잠을 길게 자야 하고 그렇게 한 후에도 여전히 상쾌한 상태가 되지 않는 경우가 기면증과는 조금 다른 '특발성 과다수면증'이라는 질환일 수 있습니다. 낮 동안 갑작스럽게 졸음을 느끼는 일이 있기는 하지만 기면증 환자가 보통 사람들보다 전체적으로 더 길게 자는 것은 아닙니다.

갑작스럽게 잠이 드는 것도 문제지만, 기면증 환자들은 전체적으로 집중을 하지 못하고 중간 중간에 어떤 일을 잊어버리기도 해서 전체적으로 업무 수행능력이 떨어질 수 있습니다. 바로 이런 점 때문에 기면증을 조기에 진단하고 치료하는 것이 필요합니다.

• **탈력발작**

탈력발작은 기면증의 특징적인 증상 중 하나입니다. 연구 문헌에 따라 다르지만 기면증 환자의 60~70%에서 나타난다고 보고됩니다. 탈력발작은 감정적으로 큰 변화가 있을 때, 신체 근육에 힘이 빠지는 현상입니다. 대개 웃거나 화를 내거나 놀라거나 할 때 나타날 수 있습니다. 사람에 따라서 턱에 힘이 빠지기도 하고 머리나 목에 힘이 빠져서 고개를 떨구기도 하며 무릎에 힘이 빠져서 주저앉을 것 같은 느낌이 들기도 합니다. 이런 증상이 나타날 때도 의식은 있습니다. 영화에서 기면증을 다룰 때 탈력발작 증상을 보여주는 경우가 있습니다. 그런데 영화에서 묘사되는 탈력발작 증상은 아주 심한 경우가 많습니다. 그렇게 해야 눈길을 끌겠지요. 실제 환자분들이 보이는 탈력발작 증상은 그렇게 심한 경우는 극히 드뭅니다. 어떤 기면증 환자는 자신에게 '영화에서 보는 탈력발작'이 없기 때문에 자신은 기면증이 아니라고 생각하고 병원을 늦게 찾는 경우가 있습니다. 이 역시 심한 탈력발작만을 주로 방영한 영화나 텔레비전의 영향이 아닌가 생각됩니다.

탈력발작의 증상이 나타나는 정도는 정말 다양합니다. 신체 모든 근육에 완전히 힘이 빠지는 정도로 심한 경우도 있지만, 신체 근육 중 일부분에 아주 제한적으로 힘이 빠지는 느낌 정도만 나타나는 경우도 있습니다. 사람에 따라, 눈동자의 움직임과 관련된 근육에 힘이 빠지는 경우 눈의 초점이 맞지 않아서 흐릿하게 보이는 경우도 있습니다. 탈력발작이 나타날 때, 발음이 불분명해지거나 호흡이 불규칙해지는 경우도 있습니다.

탈력발작이 나타날 때, 신체 근육의 힘이 완전히 빠져 쓰러져서 뼈가 부러지거나 할 정도로 다치는 경우는 극히 드뭅니다. 탈력발작이 나타나려고 할 무렵에 환자 본인이 그런 느낌을 미리 알고 벽을 잡거나 몸에 힘을 주어서 넘어지지 않도록 하기 때문입니다. 탈력발작 증상이 팔에 나타나는 경우 들고 있던 물건, 예를 들어서, 음료가 든 컵을 떨어뜨리는 경우도 나타날 수 있습니다.

아주 짧게 나타나는 탈력발작 증상이 제일 흔합니다. 이런 경우 그 증상이 미세하고 영화에 묘사된 것처럼 뚜렷하지 않기 때문에 의사들조차도 이런 증상을 놓치는 경우가 많습니다. 한편, 긴장했을 때 '다리에 힘이 빠지는 느낌'을 탈력발작으로 잘못 해석하는 경우도 있습니다.

탈력발작은 수초에서 30분까지 지속될 수 있지만, 대부분의 경우 30초에서 2분 정도 나타납니다.

탈력발작이 나타나는 빈도는 사람마다 다릅니다. 일 년에 1~2번 나타나는 사람부터 하루에도 여러 차례 나타날 정도로 다양합니다. 환자들 스스로 감정적인 흥분이 유발되는 상황을 피하는 방식으로 탈력발작의 빈도를 줄이기도 합니다.

탈력발작은 기면증 진단의 필수적인 증상이 아닙니다. 즉, 졸음증상만 있고 탈력발작은 전혀 없는 경우가 기면증 환자의 50%에 달합니다. 그러므로 탈력발작 증상이 없다고 해서 기면증이 아니라고 단정 지어서는 안 됩니다.

탈력발작을 유발하는 감정 상태로 가장 흔한 것이 웃음이나 화를 내는 것입니다. 한편, 영화를 보거나 책을 읽거나 음악을 들으면서 감정의 변화가 생길 때 증상을 경험하기도 합니다. 농담을 할 때도 탈력발작 증상이 나타날 수 있지만, 이런 재미있는 농담을 할 때 다른 사람이 웃을지 모른다는 생각만으로도 탈력발작 증상이 나타날 수 있습니다.

탈력발작 증상이 30분 이상 오랫동안 지속되는 상태가 드물게 나타날 수 있습니다. 탈력발작을 조절하는 약을 복용하다가 갑자기 중단했을 때 나타납니다. 그러므로 탈력발작 치료제를 특별한 사정이 있어서 중단할 때는 반드시 의사의 처방에 따라 점진적으로 줄여나가야 합니다.

• 가위눌림

가위눌림(수면마비, sleep paralysis)은 잠이 들 무렵 혹은 잠에서 깰 무렵에 일시적으로 팔이나 다리 등 몸을 움직이거나 말을 할 수 없게 되는 상황을 말합니다. 대개 수분이 지나면 증상이 저절로 없어지면서 몸을 움직일 수 있습니다. 가위눌림은 처음 겪는 사람들은 매우 공포스럽게 받아들이며 숨을 쉴 수 없다는 느낌 때문에 가장 두렵다고 합니다. 그러나 가위눌림이 있을 때에도 호흡근육은 저절로 움직이므로 질식할 위험은 없습니다.

가위눌림이 입면기 환각과 함께 나타날 때는 그 공포감이 더 심해집니다. 가위눌림 역시 정상인들도 3~5%가 경험합니다. 가위눌림의 경험을 몇 번 하고 나면, 이 상태가 오래가지 않고 저절로 없어질 것을 알기 때문에 더 이상 불안해하지 않고 차분하게 기다린다고 이야기하는 환자들이 많습니다. 가위눌림이 반드시 나타나야만 기면증인 것은 아닙니다.

• 입면기 환각

입면기 환각은, 잠들 무렵에 나타나며 생생한 환각적인 경험을 하는 것입니다. 대개 어떤 사람이나 물건이 주변에 있다는 느낌으로 시각적 · 청각적 · 촉각적인 환각을 경험합니다. 시각적인 형태가 가장 흔하며 색깔이 있는 동그라미 모양, 물건의 한 부분, 동물이나 사람 형상이 갑자기 나타났다가 사라지기도 합니다. 어떤 소리나 멜로디를 듣기도 하고 한 문장으로 된 말소리를 듣기도 합니다.

이런 환각을 경험하면서 두려움을 느낍니다. 경우에 따라 특이한 환각 경험으로 하늘을 날아다니는 느낌, 낯선 사람으로부터 공격을 받는다는 느낌 등이 있습니다. 정상인도 잠들 무렵이나 잠에서 깰 무렵에 환각을 경험합니다. 다만, 이런 증상이 규칙적으로 매우 자주 나타날 때 문제가 됩니다.

과거 기면증이라는 병이 잘 알려지지 않았고, 정신의학을 전공하시는 의사 선생님들도 이 질환에 대해서 잘 알지 못했을 때에는, 기면증 환자가 이야기하는 환각 증상을 정신병의 증상으로 잘못 이해하고 정신병으로 진단하고 정신병 치료제를 처방하는 일도 있었습니다. 기면증의 환각 경험은 잠들 무렵 혹은 잠에서 깰 무렵에 나타난다는 것이 다르고, 무엇보다 기면증의 심한 졸음증상이 가장 큰 구분점입니다.

기면증, 졸음에 대한 모든 것

• 자동행동증

기면증 환자들은 졸음이 심한 상태에서는 자동행동(automatic behavior) 이라는 것을 보일 수 있습니다. 심한 졸음 중에 환자들이 거의 그 상황을 기억하지 못하면서 단순한 행동을 반복하는 것입니다. 수업 중인 학생이 심한 졸음이 있을 때 자신도 기억하지 못하는 글자를 엉망인 필기체로 노트에 기록해놓는 경우가 그 예라고 할 수 있습니다. 이 역시 정상인도 심한 졸음 상태에서 보일 수 있는 증상입니다.

• 야간수면의 질 저하

기면증 환자들 중에서 야간수면의 질이 떨어져 있는 경우가 50% 정도 됩니다. 잠들기 힘들고 자다가 자주 깨는 형태로 나타납니다. 무서운 꿈을 꾸고 잠에서 깨는 경우도 있습니다.

기면증 환자가 밤에 잠을 잘 못 잔다는 것이 이해하기 힘들 수 있습니다. 낮에 수시로 잠에 빠지고 생활에 불편을 겪는 사람이 밤에는 쉽게 잠들지 못하고 깬다는 것이 잘 맞지 않을 수 있습니다. 어떤 기면증 환자의 경우, 밤에 잘 못 자고 낮에 졸리는 증상이 불면증처럼 보일 수 있고 불면증으로 잘못 진단받고 치료받는 경우도 있습니다.

기면증에서 동반될 수 있는 질환으로 자는 중에 다리를 움직이는 주기성사지운동증이 있습니다. 이 증상이 나타나면 자다가 수시로 깨게 되며 그 결과 깊게 못 잡니다. 기면증 진단을 위한 수면다원검사에서 이 질환을 찾아내어 치료해주는 것이 야간수면의 질을 좋게 하고 낮 동안 졸음을 조절하는 데도 중요합니다.

기면증은 매우 잠을 잘 자는 병일까요?

필자가 운영하는 수면클리닉으로 의사 후배가 찾아왔습니다. 밤에 잠이 잘 오지 않아 잠을 잘 잘 수 없고 그래서 낮에 무척 졸린다고 했습니다. 낮 동안 업무를 보기 힘들다고 했습니다. 본인 말로 다소 예민한 성격이라 그런 것 같다고 했습니다. 나는 긴장으로 인해 생기는 불면증으로 생각하고 잠을 잘 자기 위해서 어떻게 노력해야 하는지를 교육시키고 필요할 때만 복용하도록 소량의 수면제를 처방했습니다.

수개월 후 그 후배가 다시 찾아와서 낮 동안 정신이 맑지 않아 이대로 가다가는 무슨 일이 생길 거 같다고 이야기했습니다. 그제야 필자는 이 후배의 문제가 불면이 아니라 낮 동안 졸음일 수 있다고 생각했습니다. 그래서 심한 졸음과 기면증 진단에 꼭 필요한 검사인 수면다원검사와 주간검사를 함께 시행했습니다. 검사 결과, 그 후배가 기면증 때문에 심한 졸음으로 고생하고 있었다는 것을 알게 되었습니다. 그 후배에게 기면증 치료제를 처방하였고 그 약을 복용 후 그 후배는 매일매일 자기 인생에서 최고의 날을 맞고 있다고 했습니다.

나중에 자세히 이야기를 들어보니 그 후배는 중학교 다닐 때부터 늘 졸렸다고 합니다. 그러나 그런 상태가 병이라는 생각은 해보지 않았고, 다른 사람들도 자기처럼 졸리는데 그 사람들은 잘 견디고 있는 것이라고 생각했다고 합니다. 쏟아지는 졸음을 참고 공부하느라 무척 힘들었다는 이야기도 덧붙였습니다.

심한 졸음이 특징인 기면증 환자인 그 후배는 왜 자신이 불면증이 있다고 생각했을까요? 기면증 환자는 심하게 졸린 사람이지, 밤에 깊은 잠을 잘 자는 사람은 아닙니다. 다시 말하면 기면증 환자들은 밤이나 낮이나 양질의 잠을 자지 못합니다. 밤에 잠을 자는 중에도 낮 동안 있어야 할 각성이 나타나고 낮에 활동하는 중에도 밤에 나와야 할 수면이 들어옵니다. 또렷하게 깨어 있는 것을 하얀 바둑알, 깊게 잘 자는 것을 검은 바둑알이라고 한다면 색깔별로 각각의 통에 잘 모여 있는 것이 정상인의 수면이라면 두 가지 바둑알들이 서로 섞여 있어서 낮 중에 밤이 있고, 밤 중에 낮이 있는 것이 기면증 환자의 생활입니다. 불면증이 있다고 해서 기면증이 아닌 것은 아닙니다. 기면증 환자를 치료할 때 밤에 깊은 잠을 잘 자도록 하는 것도 중요합니다.

기면증, 졸음에 대한 모든 것

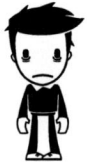

기면증의
원인

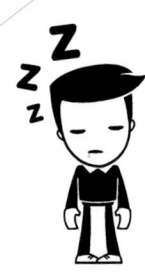

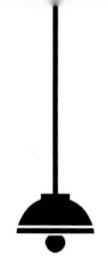

기면증은 유전되는 질환인가요?

        기면증으로 진단이 되고 난 후 많은 환자들 혹은 환자의 보호자들이 이런 질문을 합니다. 기면증이 난치성 질환이라는 이야기를 듣고 난 후에 더 그런 면이 있는 것 같습니다. 즉, 쉽게 낫는 병은 아니라고 하는데 기면증이 있고 나중에 자식에게도 이런 병을 물려주게 된다면 어쩌나 하는 걱정 때문인 것 같습니다.

    기면증이 유전이 되는 것은 맞습니다. 유전이 되는 비율은 1~2% 정도입니다. 즉, 환자 100명 중에 1~2명의 가족 중에서 기면증 환자를 찾을 수 있는 것입니다. 1~2%가 물론 아주 낮은 확률은 아니지만, 그렇게 높다고 볼 수도 없습니다. 기면증이 이 정도의 유전율을 가진다는 것은 제 경험으로도 어느 정도 확인이 됩니다. 제가 지금까지 진단하고 치료하고 있는 기면증 환자가 500명 정도 됩니다. 그중에서 가족이 환자인 경우가 5가족 정도입니다. 아버지와 딸, 어머니와 아들, 사촌, 형제 등의 유형으로 다양하지만 500명에서 5가족 내외이니까 1% 정도 되는 셈입니다.

저는 기면증 환자로 진단된 경우에 꼭 가족 중에 심하게 졸리는 사람이 있는지 물어봅니다. 그렇게 물어보면 아버지, 어머니, 할아버지, 할머니, 외삼촌 등 가족 중에서 자신과 비슷하게 심하게 졸리는 사람이 있다고 이야기하는 경우가 가끔 있습니다. 물론 그분들이 모두 기면증으로 진단받은 것은 아니며 생활에 심한 어려움이 있을 정도로 졸리는 것도 아니라고 합니다. 그렇지만 보통 사람보다는 심하게 졸리는 것은 맞는 것 같다고 합니다. 이런 경우, 저는 그분들한테 기면증을 일으키는 유전자가 있지만 완전하게 발현되지 않은 상태라고 생각합니다. 그래서 어느 정도 졸리지만 완전히 기면증으로까지 진행되지 않은 상태라고 해석하기도 합니다.

제가 기면증의 유전성과 관련된 이야기를 하는 이유는 기면증에 대한 편견을 없애기 위함입니다. 병에 대해서 잘 알지 못하면 막연히 병에 대한 큰 두려움을 가지게 되고 그래서 진단 자체를 거부하는 일도 생깁니다. 그 결과 가장 크게 손해를 보는 사람은 환자 자신입니다. 기면증은 진단받지 못하고 제대로 치료받지 못하면 힘든 질환임에는 틀림없지만, 제대로 진단받고 치료받으면 정상인과 다름없이 생활할 수 있습니다.

* 기면증 유전자 검사는 이 책의 기면증의 진단 부분에 소개되어 있습니다.

기면증은 왜 생기는가?

　　　　　　기면증의 정확한 원인은 아직 모릅니다. 유전적인 요인이 분명 작용할 것입니다. 한편, 바이러스 감염과 같은 다른 요인들도 기면증이 발병하는 데 원인으로 작용할 것이라고 봅니다.

지금까지 연구로는 뇌 속의 하이포크레틴 부족을 유발하는 질환 혹은 상황이 기면증의 원인입니다. 하이포크레틴은 사람의 뇌를 깨어 있도록 해주고 꿈꾸는 수면을 조절하는 역할을 합니다. 그런데 기면증 환자의 경우 뇌척수액 속의 하이포크레틴 농도가 정상인에 비해서 낮습니다. 특히 감정적으로 흥분하는 상황이 될 때 신체 근육에 힘이 빠지는 탈력발작을 보이는 기면증 환자에게서 하이포크레틴 농도가 특히 낮습니다.

사람의 뇌에는 시상하부(hypothalamus)라는 부분이 있습니다. '시상'이라는 뇌 구조물이 아랫부분이라는 뜻인데 이 부분에 우리 뇌와 몸의 기능을 조절하는 물질을 만들어내는 여러 가지 신경세포들이 집중되어 있습니다. 이 신경세포들 중 하나에서 하이포크레틴(hypo - cretin)이 만들어집니다. 그런데 기면증 환자들을 연구해보면 하이포크레틴을 만들어내는 세포가 정상인에 비해서 크게 줄어들어 있습니다. 하이포크레틴을 만들어내는 세포가 어떤 이유로 파괴되면서 하이포크레틴이 부족하게 된 것입니다.

그럼, 하이포크레틴을 만들어내는 세포는 어떤 이유로 파괴된 것일까요? 이를 설명하는 모델 중 하나가 '자가면역질환' 가설입니다. 자가면역질환은 우리 몸의 면역세포가 우리 몸의 세포를 적으로 생각하고 공격해서 그 세포를 파괴하는 병입니다. 난치병 중에서 자가면역질환인 것이 몇몇 있습니다. 우리 몸에 어떤 바이러스 혹은 균이 침투했을 때, 그것에 대항하기 위해서 만들어진 면역세포들 중에서 일부가 하이포크레틴을 만들어내는 세포를 바이러스나 균으로 잘못 알고 공격해서 파괴시키는 일이 일어났다고 보는 것입니다.

　이런 가설을 뒷받침하는 근거로 수년 전 유럽에서 신종플루에 대한 예방접종을 하고 난 후 기면증 발병이 급격히 늘었습니다. 예방접종은 유행하게 될 바이러스를 약하게 만들어서 미리 몸속에 주사함으로써 우리 몸에 면역반응이 일어나게 되고 그 바이러스와 싸울 면역세포(항체)를 만드는 것이 목표입니다. 신종플루를 염두에 두고 만든 면역세포가 우리 뇌 속의 하이포크레틴 생성세포를 파괴하게 되면 하이포크레틴 부족 상태에 있게 되고 그때부터 졸음과 탈력발작이 나타나게 되는 것입니다. 이를 활용해서 기면증 치료법을 개발하고 있으며 그 내용은 책 뒷부분에 소개되어 있습니다.

기면증의 원인 : 신종플루 백신과 기면증 발병의 관련성

　　　　　　2009년 유럽에서 신종플루(H1N1) 백신을 맞고 나서 기면증이 발병했다는 연구 결과가 있었습니다. 전 세계적으로 보고되어 연구된 것이 10여 사례 정도 됩니다. 보고되지 않은 것이 더 많을 것으로 추정됩니다. 이들 사례를 보면 유럽뿐 아니라 캐나다에서도 발병한 경우가 있습니다. 그리고 신종플루 백신을 맞지 않은 사람들에게서도 발병했는데, 이 사람들은 신종플루에 감염되었던 사람 혹은 감염된 사람의 가족입니다.

　이 사례에 대한 연구를 통해서, 신종플루 바이러스와 관련된 면역반응이 일어나는 과정에서 문제가 발생하면서 그때 만들어진 면역세포가 사람 뇌의 시상하부라는 곳에 있는 하이포크레틴을 만드는 세포를 공격하고 파괴시켜 하이포크레틴이 부족한 기면증 상태가 되는 걸로 추정하고 있습니다.

　기면증 발병과 바이러스 감염이 연관되며, 바이러스 감염에 대한 면역반응이 원인일 거라는 가설은 여러 가지 면에서 지지를 받고 있습니다. 기면증의 발병, 즉 증상이 나타나는 것이 특히 봄 혹은 초여름에 흔합니다. 겨울철 동안 감기(바이러스 감염)를 앓는 것과 관련이 있을 것으로 보입니다.

국내에서도 신종플루 백신을 맞은 후, 기면증 증상을 보인 사례가 실제로 있었습니다.

기면증이 의지가 약해서 생긴다고 이야기하는 사람도 있습니다.
정말 그런가요?

기면증 증상을 보이는 사람들, 대개의 경우 중고등학교 학생들이 졸음증상 때문에 공부하기 힘들다고 부모님께 호소하면 가장 흔히 듣는 말이 '의지가 약해서 그렇다. 정신만 차리면 된다'라는 것이었다고 합니다.

많은 사람들이 졸음은 정신만 똑바로 차리면 극복할 수 있다고 믿는 것 같습니다. 물론, 심한 졸음이 있을 때도 긴장하면 어느 정도 버틸 수 있습니다. 전쟁과 같이 생사가 오가는 상황이라면 며칠을 한숨도 안 자고 버틸 수 있을지도 모릅니다. 그러나 그런 상태가 3달 혹은 3년씩 지속된다면 누구도 '의지만으로' 졸음을 참을 수는 없을 것입니다.

기면증 환자가 느끼는 졸음은 정상인이 생각하는 것 이상입니다. 상상을 초월하는 수준의 졸음이 지속적으로 몰려오는 것입니다. 너무 졸려서 1~2시간 정도 낮잠을 자고 나면 1~2시간 정도는 졸음이 줄어듭니다. 그러나 조금 더 시간이 지나면 다시 졸음이 몰려듭니다. 어떤 환자는 공부하는 데 졸음이 너무 심해서 바늘로 허벅지를 찌르면서 버티었지만, 졸음을 쫓을 수는 없었다고 했습니다.

기면증 환자 당사자들은 자신의 의지가 약해서 졸음에 굴복했다는 말을 믿지 않습니다. 그 졸음의 양상이 지속적이고 극심하기 때문에 단순히 본인이 졸음을 극복하려는 마음을 먹지 않아서 졸고 있다고 인정할 수 없기 때문입니다. 어느 기면증 환자의 어머니가 저에게 '기면증은 의지가 약해서 생긴 병'이라고 이야기하는 사람이 있다는 이야기를 전하면서 "우리 아이는 지난 4년 동안 기면증으로 고생했지만, 결코 의지가 약한 아이가 아니었고 이 병원에 와서 진단을 받기까지 스스로 극복해보려고 얼마나 피나는 노력을 했는지 모릅니다. 그 사람은 기면증에 대해서 제대로 모르는 사람입니다"라고 했습니다.

한편, 의지가 약해서 졸음이 병이 되었다고 이야기하는 것은 병으로 고통받고 있는 환자를 모욕하는 것입니다. 병으로 괴로움을 겪는 환자에게 마치 꾀병을 부리고 있다고 이야기하는 것이 됩니다.

어떤 유형의 우울증에서는, 심한 졸음이 동반되기도 합니다. 우울증 환자는 질환의 특성상 자기 자신이나 주변상황에 대해서 부정적으로 보는 경향이 있을 수 있고, 수동적이 되는 경우가 있습니다. 이런 경우에 정서적으로 지지해주고 환자가 겪고 있는 여러 가지 심리적 어려움에 적극적으로 대처하도록 격려하는 것이 필요합니다. 그러나 기면증 환자는 우울증 환자가 아니고, 기면증 환자의 졸음이 심리적으로 나약해서 생기는 것은 아닙니다.

기면증이 '의지가 약해서 생겼다'라는 말은 기면증 환자들이 제대로 된 검사를 받고 치료를 받는 기회를 늦추거나 박탈하게 만듭니다. 기면증은 조기에 진단하고 적극적으로 치료해서 학업이나 생활에 어려움이 없도록 만들어주는 것이 중요합니다.

나의 기면증 연구, 기면증 환자 뇌파의 특성을 연구하다

필자는 박사학위 연구 주제를 '기면증 환자의 뇌파분석'으로 잡으면서 기면증과 특히 깊게 인연을 맺게 되었습니다. 기면증은 심한 졸음으로 자신도 모르게 잠이 드는 특성이 있습니다. 과연 그 과정에서 뇌파에 어떤 일이 일어나는지 궁금했습니다. 그래서 기면증 환자와 정상인을 대상으로 다중입면잠복기검사를 반복적으로 시행하여 잠드는 과정에서 뇌파에 어떤 변화가 있는지를 몇 가지 분석 기법을 이용하여 연구하였습니다. 또, 기면증 치료제인 모다피닐이라는 약물을 복용한 경우, 뇌파의 특성이 어떻게 바뀌는지도 연구하였습니다. 이 연구결과로 서울대학교 의과대학 대학원에서 의학박사 학위를 받았고 그 결과가 외국 학술지에 실렸습니다. 또 그 소식이 KBS 뉴스를 통해서 방송되기도 했습니다.

저는 그 연구를 하는 과정에서 기면증에 대한 이해를 넓힐 수 있었고, 많은 기면증 환자를 가까이서 지켜볼 기회를 가졌습니다. 이것이 계기가 되어 기면증에 대해 더 관심을 가지고 공부하게 되었고 지금도 환자를 진료하면서 연구하고 있습니다.

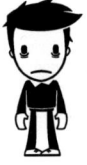

PART

05

기면증은 어떤 어려움을 만드는가?

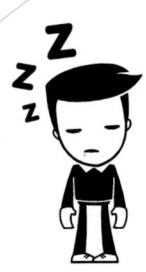

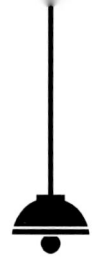

첫째, 주변 사람들이 기면증을 잘 이해하지 못합니다. 기면증으로 인한 졸음은 개인적으로, 직업적으로 심각한 어려움을 초래할 수 있습니다. 기면증을 모르거나 그 사람이 기면증으로 고생하고 있다는 것을 모르는 주변 사람들은, 기면증 환자가 게으르고 소극적이며 경우에 따라서는 무례하다고 느끼기도 합니다. 학업성적이 떨어지고 직장에서도 인정을 받지 못할 수도 있습니다.

둘째, 외상의 위험이 높아집니다. 기면증의 심한 졸음으로 갑자기 잠들게되면 다칠 위험이 있습니다. 가장 흔하고 위험한 것이 자동차 사고입니다. 기면증 환자들 중에는 수차례의 접촉사고 혹은 목숨을 잃을 뻔한 교통사고를

기면증, 졸음에 대한 모든 것

낸 후에 진단을 받으러 오는 경우가 있습니다. 위험한 기계를 다루는 경우에는 졸음에 빠지지 않더라도, 집중력이 떨어지면 사고 위험이 높아질 수 있습니다. 요리를 하는 중에도 칼에 베이거나 화상을 입는 경우도 있습니다.

셋째, 비만해질 위험이 높습니다. 기면증이 있는 경우에는 과체중이 될 위험이 보통 사람보다 두 배 정도 높습니다. 기면증으로 잠을 자면서 보내는 시간이 길거나 활동량이 줄어들기 때문입니다. 기면증은 하이포크레틴이라는 뇌 속의 신경전달물질이 부족해서 생기는 현상인데, 하이포크레틴이 식욕을 조절하는 데도 관여합니다. 그래서 환자들 중에는 폭식을 하는 경향이 있고 그 결과 체중이 증가하기도 합니다. 이런 요인들이 복합적으로 작용해서 체중이 늘게 됩니다. 한편, 기면증에 대한 약물 치료를 시작하게 되면 활동량이 늘어나게 되고 식욕이 떨어지게 되면서 체중이 감소되는 것을 자주 보게 됩니다.

기면증은
어떻게
진단되는가?

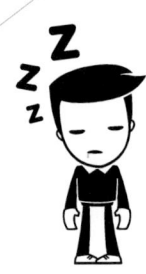

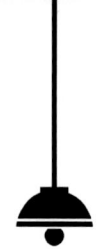

기면증 진단은 수면전문의 진찰에서 시작됩니다

기면증은 중요한 수면질환 중 하나입니다. 심한 졸음이 특징입니다. 대개 심한 졸음으로 고생하다가 졸음도 병일 수 있다는 이야기를 듣고, 심한 졸음이 특징인 대표적인 수면질환인 기면증에 대해서 알게 되는 분들이 진단을 받기 위해서 병원으로 오게 됩니다.

수면질환을 주로 진료하는 수면전문의는 심한 졸음을 유발하는 다른 수면질환 혹은 상황에 대해서 잘 알고 있습니다. 그래서 환자와의 면담을 통해서 환자가 호소하는 심한 졸음이 어떤 원인에서 생기는지 유추하게 됩니다.

첫 번째로, 심한 졸음이 있는지를 평가하게 됩니다. 졸음은 주관적인 것입니다. 제가 진료한 환자 중에는 어머니 권유로 병원을 방문하여 검사 후에 기면증으로 진단받은 고등학생이 있습니다. 이 학생은 자신은 졸음으로 인한 문제가 없다고 이야기하고 처음에는 검사를 거부했습니다. 그러나 학생의 어머니는 학생이 학교 수업시간에도 졸고 시험을 보다가도 잠이 들었고 학교를 마치고 귀가한 후에도 1~2시간씩 낮잠을 자기 때문에 분명 문제가 있다고 이야기를 했습니다. 한편, 그 학생은 그 정도 졸음은 친구들도 다 겪는 것이기 때문에 특히 자신에게 문제가 있다고 할 수 없다고 했습니다. 설득 끝에 검사를 해보니 그 학생의 졸음은 기면증 환자 중에서도 심한 편이었습니다. 이처럼 심한 졸음이 있음에도 자신은 졸음이 없다고 믿는 사람이 있습니다.

한편, 매우 심한 졸음이 있다고 호소하는 분들 중에, 검사를 해보았을 때 기면증 진단 기준에는 맞지만, 아주 심하게 졸리지는 않는 경우도 있었습니다.

그래서 졸음에 대한 평가를 환자의 이야기만 듣고 내릴 수는 없습니다. 다양한 상황에서 졸음이 어떻게 나타나는지, 졸음이 얼마나 지속적으로 나타나고 있는지, 그리고 졸음으로 인한 생활 어려움은 어느 정도 되는지 등을 파악해야 합니다. 수면전문의는 진료를 통해서 이런 점을 파악합니다.

두 번째로 탈력발작이 있는지 평가합니다. 탈력발작은 기면증에서 특징적으로 나타나는 증상입니다. 감정적으로 흥분할 때 신체 근육에 힘이 빠지는 현상입니다. 그런데 많은 환자들이 탈력발작에 대해서 잘 모르고 있습니다. 또 탈력발작이 없으면서 졸음증상만 심한 환자들도 있습니다. 탈력발작이 없다고 해서 기면증이 아닌 것은 아닙니다. 탈력발작은 대개 웃을 때 잘 나타납니다. 그러나 어떤 사람은 화를 낸 후 혹은 심하게 긴장한 상태에서 나타나기도 합니다. 어떤 사람은 탈력발작이 나타날 때 얼굴 근육이 마비되면서 표정이 이상하게 변하기 때문에 항상 손으로 얼굴을 가리고 웃는다고 이야기하기도 합니다. 또 어떤 사람은 탈력발작이 있을 때 다리 근육에 힘이 빠지기 때문에 주저앉을 듯한 느낌이 든다고 하기도 하며 실제로 쓰러지는 사람도 있습니다.

　그러나 탈력발작이 나타난 지 꽤 오래된 환자들의 경우 어떤 상황에서 탈력발작이 나타날지 알고 있습니다. 그래서 미리 그런 상황을 피하기도 하고, 다른 생각을 하려 애쓰면서 탈력발작 증상이 심하게 나타나는 것을 차단하기도 합니다. 탈력발작에 대해서는 아주 자세하게 물어보아야 파악할 수 있는 경우가 많습니다. 그래서 수면전문의는 탈력발작 증상에 대해서 알아보기 위해 매우 공을 들입니다. 한편, 기면증의 발병 초기에는 탈력발작이 없는 경우가 많고, 기면증 증상이 심해지면서 나타나기도 합니다.

　세 번째로는 가위눌림이 있는지 물어봅니다. 가위눌림은 정상인에게서도 나타날 수 있습니다. 그러나 기면증이 있는 경우에는 그 출현 빈도가 높습니다. 가위눌림은 잠들 무렵에 나타나는 경우도 있고 자다가 깨면서 경험하기도 합니다. 뇌는 잠에서 깨었지만 몸은 움직이지 못하는 상황입니다. 대개 이런 경험을 하면 숨이 막히지 않을까 하며 답답함과 공포감을 느낍니다. 그래서 몸을 움직여 보려 하지만 몸이 말을 듣지 않기 때문에 더 당황하고 불안해합니다. 대개 1~2분이 지나면 몸을 움직일 수 있게 되면서 가위눌림에서 빠져나옵니다. 기면증 환자들 중에 가위눌림을 여러 번 겪은 경우에는 결국 시간이 지나면 여기서 빠져나올 것이라는 것을 알고 있으므로 불안해하지 않고 차분하게 기다린다고도 합니다. 그러나 기면증 환자들 중에는 하룻밤에도 가위눌림을 4~5번씩 경험하는 경우도 있고 이런 경험이 결코 기분 좋지는 않습니다.

　가위눌림은 수면의학적으로 설명하면 렘수면 조절이 잘 안 되는 상태입니다. 사람이 잠을 잘 때는 꿈을 꾸는 렘수면과 꿈을 꾸지 않는 비 - 렘수면이 있습니다. 렘수면일 경우에는 신체 근육에 힘이 모두 빠지는 것이 특징입니다. 그런데 이 렘수면 상태에서 갑자기 깨게 되면 머리는 깨었으나 신체 근육의 힘은 그대로 빠져 있는 상태가 됩니다. 이 상태가 바로 가위눌림입니다. 기면증은 렘수면 조절 이상으로 렘수면이 잠들 무렵에 바로 나타나거나 잠에서 깰 무렵에 나타나는 경우가 흔합니다. 그래서 가위눌림도 자주 경험하게 됩니다. 가위눌림을 수면의학 용어로는 수면마비(sleep paralysis)라고 합니다. 가위눌림이 나타나지 않았다고 해서 기면증이 아닌 것은 아닙니다. 그러나 가위눌림을 자주 경험한다면 기면증일 가능성이 그만큼 높아집니다.

네 번째로는 입면기 환각에 대해서 물어봅니다. 입면기 환각은 잠들 무렵에 꿈과 비슷한 경험을 하는 것입니다. 환각은 다양합니다. 어떤 이미지를 보는 경우도 있고 소리를 듣는 경우도 있습니다. 이 역시 앞서 설명한 가위눌림과 비슷하게 렘수면 조절에 이상이 생겨서 나타나는 것입니다. 잠들자마자 바로 렘수면 현상이 나타나는 것입니다. 꿈속에서 우리가 어떤 이미지를 보고, 소리를 듣고 다양한 오감 경험을 하는 것처럼 입면기 환각도 마찬가지입니다. 어떤 사람은 잠에서 깰 무렵에 이런 경험을 하며 이런 경우를 출면기 환각이라고 합니다. 잠들 무렵 혹은 잠에서 깰 무렵에 환각을 경험하는 것은 기면증 환자가 아닌 정상인에게서도 나타납니다. 이런 증상이 있다고 해서 기면증 환자인 것은 아닙니다. 다만, 이런 증상이 있으면 기면증일 확률이 그만큼 높아지고 의사가 기면증 진단검사를 좀 더 적극적으로 권하게 됩니다.

다섯 번째로는 야간수면의 질을 물어봅니다. 기면증은 심한 졸음이 특징인 질환입니다. 그래서 당연히 밤에 잠도 잘 잘 거라고 생각합니다. 그러나 기면증 환자들의 야간수면의 질은 좋지 않습니다. 잠은 금방 들지만 자다가 자주 깹니다. 그러나 깨어 있는 시간 자체가 짧기 때문에 본인은 그런 것을 잘 느끼지 못합니다.

기면증 환자의 야간수면의 질이 떨어져 있는 원인에 대해서는 여러 가지 설명이 가능합니다. 근본적으로 기면증 환자의 수면 - 각성 조절에 문제가 있다는 설명입니다. 기면증 환자가 낮에 깨어 있어야 하는 상황에서 수시로 조는 것은 깨어 있음 속에 잠이 섞여 있는 것입니다. 그와 반대로 잠을 자는 중에 수시로 깨는 것은 잠 속에 깨어 있음이 섞여 있는 것입니다. 이렇게 잠과 깸이 명확히 구분되지 않는 수면특성을 가지고 있다고 볼 수 있습니다. 또 다른 설명은 기면증 환자들의 낮잠에서 찾습니다. 낮 동안 수시로 잠을 자기 때문에 피로가 쌓이지 않고 그래서 밤에 깊게 잠을 잘 만한 동력을 갖기 힘들다는 겁니다. 그래서 수시로 깬다고 설명합니다.

그리고 이 설명은 청소년 기면증 환자들이 밤늦게 자지 않는 것을 이해하는 데 좀 더 잘 맞습니다. 정상 청소년들도 밤에 늦게 잠들려는 경향이 있습니다. 청소년기에는 잠을 조절하는 뇌(수면중추)의 특성상 잠을 오게 하는 멜라토닌이 늦게 분비되기 때문입니다. 그런데 기면증 환자들의 경우에는 낮 동안 잠을 잤기 때문에 정상 청소년에 비해서 이런 경향이 더 심해집니다. 그래서 기면증 환자의 부모들 중에는 환자가 졸음의 원인으로 기면증을 지목하며 병원에 가서 진료를 받아보기를 원해도, '네가 늦게 자기 때문에 아침에 일어나기 힘들고 낮에 졸리는 거다'라고 이야기하며 진료받는 것을 반대합니다. 부모님의 대답은 어느 정도 타당합니다. 그러나 기면증이 있는 청소년은 그렇지 않은 청소년보다 아침에 깨우기도 더 힘들고 낮 동안 졸음도 더 심합니다. 비슷하게 생활하지만 졸음이 지속적으로 더 심하다면 분명 문제가 있는 겁니다.

위의 다섯 가지 증상들은 기면증에서 특징적으로 나타나는 것입니다. 이런 증상이 있는지 파악하는 것이 기면증 진단의 첫 단계입니다. 이 다섯 가지가 모두 다 나타나야만 기면증이 되는 것은 아닙니다. 어떤 환자에게서는 탈력발작이 전혀 나타나지 않고, 어떤 환자는 가위눌림을 한 번도 경험한 적이 없다고 답하기도 합니다. 다양한 증상을 가진 분들이 있습니다. 수면전문의는 환자와의 면담과 진찰을 통해서 그 환자에게 졸음이 어느 정도 있는지, 기면증 진단을 위한 검사들이 필요한지를 평가하게 됩니다.

간단한 설문 검사로 졸음 정도를 측정해볼 수 있습니다

　　　　　기면증 테스트 혹은 기면증 검사라고 인터넷에 검색해 보면 8문항으로 된 설문지를 찾을 수 있습니다. 엡워스 졸음증 척도라는 것입니다. 8가지 상황에서 잠에 빠지게 될 가능성이 얼마나 될지 그 사람의 주관적인 경험을 물어보는 것입니다. 이 검사에서 11점 이상이 나온다면 병이

다음의 상황에서 얼마나 쉽게 졸거나 잠이 들까요? 그냥 피곤하다고 느끼는 것이 아니라 졸거나 잠드는 것을 대답해주세요. **최근의 일상생활을 기준으로** 합니다. 다음과 같은 상황이 없었더라도, **그런 상황에 처하면 어떻게 될지 생각해서** 대답하여 주십시오.
각각의 상황에서 **가장 적당한 정도를 보기에서 골라** 해당 번호에 표시하여 주십시오.

보기
0 = 전혀 졸지 않는다.
1 = 졸 우려가 약간 있다.
2 = 졸 우려가 중간 정도 있다.
3 = 졸 우려가 매우 높다.

상황	0	1	2	3
앉아서 책을 읽을 때	0	1	2	3
TV 시청할 때	0	1	2	3
공공장소(극장, 회의실 등)에서 가만히 앉아 있을 때	0	1	2	3
승객으로서 쉬지 않고 한 시간 동안 차를 타고 갈 때	0	1	2	3
오후 시간에 짬이 나서 휴식을 취하려고 누울 때	0	1	2	3
앉아서 누군가와 대화를 나누는 경우	0	1	2	3
술 없이 점심 식사를 하고 조용히 앉아 있는 경우	0	1	2	3
차 안에서, 운전 중 차가 막혀서 몇 분간 멈추어 서 있을 때	0	1	2	3

총점

라고 할 정도의 졸음이 있다고 봅니다. 졸음이 있는 것이지 그 자체가 기면증이 되는 것은 아닙니다. 졸음의 원인을 찾아보라는 메시지를 주는 것이라고 보는 것이 가장 잘 맞습니다. 졸음의 원인은 기면증 외에도 다양합니다. 밤에 잠을 잘 때 심하게 코를 골고 그러다가 호흡을 멈추는 수면무호흡증이 있다면 수면무호흡증을 치료하는 것이 필요할 것이고, 수면시간이 지나치게 짧다면 부족한 수면시간이 원인이고 일단 수면시간을 늘려보는 것이 필요할 겁니다.

엡워스 척도 자체가 기면증 진단을 위한 도구는 아니지만, 졸음 정도를 손쉽게 평가할 수 있는 도구임에는 틀림없습니다. 그래서 수면클리닉에서 기면증이 의심되어 온 환자에게는 꼭 시행합니다.

기면증 확진은 주간입면기반복검사를 통해서

심한 졸음이 기면증의 가장 핵심적인 증상입니다. 수면전문의가 진찰을 통해서 환자에게 심한 졸음이 있는지 파악해볼 수 있고, 엡워스 졸음증 척도를 이용해서 환자가 스스로 보고한 졸음 정도도 알 수 있습니다. 그러나 이것들은 상당 부분 주관적인 것입니다. 환자가 자신의 졸음이 매우 힘든 것이라고 생각한다면 그런 점을 부각시켜서 의사에게 이야기할 것입니다. 엡워스 척도를 표시할 때도 좀 더 심하다는 항목을 선택할 것입니다. 한편, 어떤 사람은 자신의 증상을 줄여서 표현하기도 할 것입니다.

그래서 객관적으로 졸음을 측정해야 합니다. 사람이 심하게 졸리는 상태에 있을 때는 잠을 자려고 하면 금방 잠이 들 겁니다. 졸리지 않는 사람은 어두운 방에 편안하게 누워 있어도 잠들기 힘들 겁니다.

기면증 확진을 위한 주간입면기반복검사(MSLT, Multiple Sleep Latency Test)는 이런 원리를 이용합니다. 피검자를 대상으로 4~6회에 걸쳐, 2시간 간격으로 어두운 방에 누워서 잠을 청해보도록 합니다. 얼마나 빨리 잠이 드는지는 뇌파, 안전도, 근전도 등을 측정해서 파악합니다. 피검자 본인은 잠이 들지 않았다고 느껴도 뇌파 등 측정치를 판독해서 잠이 든 걸로 나오면 잠을 잔 것으로 판정합니다. 그 반대의 경우도 있을 수 있습니다. 이 검사는 매우 정밀한 것으로 피검자가 잠이 드는 시점을 초 단위로 찾아낼 수 있습니다. 단순히 잠이 드는 것뿐 아니라 잠의 종류도 알 수 있습니다. 기면증 환자들은 잠이 들자마자 바로 꿈꾸는 수면인 렘수면이 나타나는 특징을 가지고 있습니다. 이런 특징이 얼마나 자주 나타나느냐 하는 것도 진단에 있어서 중요합니다.

기면증 진단의 핵심은 주간입면기반복검사(줄여서, 주간검사)이지만, 이 검사를 하기 위한 전제 조건이 야간수면다원검사입니다. 주간검사를 받기 전날 밤에 수면검사실에서 몸에 센서를 붙인 상태로 자면서 그 사람의 야간수면의 상태를 측정하는 것입니다. 어떤 사람이 주간검사를 받기 전날 2시간만 잤다면 그 사람이 낮에 심하게 졸리는 것은 당연할 겁니다. 그래서 주간검사 전날 적어도 6시간 이상은 잤는지 확인할 필요가 있습니다. 또, 어떤 사람에게 야간수면을 심하게 방해하는 어떤 수면질환이 있다면 6시간 이상을 잤다고 하더라도 잠의 질이 떨어져 있어서 6시간도 못 잔 것이 될 수 있고 낮 동안 졸음의 원인이 야간수면의 질이 떨어진 것일 수 있습니다. 야간수면 시간, 야간수면의 질을 확인하기 위해서 주간검사 전날 밤에 야간수면다원검사를 꼭 시행해야 합니다.

기면증 진단을 위한 수면다원검사와 주간입면기반복검사

22:00~06:00	야간 수면다원 검사
06:30	아침식사 / 각성상태
08:00	첫 번째 검사 / 각성상태
10:00	두 번째 검사 / 각성상태
12:00	세 번째 검사 / 각성상태
12:30	점심식사
14:00	네 번째 검사 / 각성상태
16:00	다섯 번째 검사

야간 수면다원 검사

전날 수면다원검사를 하고 아침 기상 후 1시간 반~3시간 후에 낮 검사를 시작합니다.

낮 검사는 2시간 간격으로 20~30분씩하며, 각 검사 시간 사이에는 깨어있어야 합니다.

식사

아침식사와 점심식사는 검사에 영향을 주지 않는 음식으로, 제공합니다.

검사

얼마나 빨리 잠이 드는지, 꿈 수면이 나타나는지를 알아봅니다.

검사 시작 30분 전에는 금연이며, 검사에 영향을 주는 약물을 복용해선 안 됩니다.

각성상태

검사 사이에는 깨어 있으셔야 정확한 검사가 가능합니다. 각성상태로 계시는 시간을 보낼 책, 게임기, 일거리 등을 준비해 오셔도 됩니다.

다섯 번째 검사

환자분의 검사 진행상태에 따라 검사횟수가 결정됩니다. (다섯 번째 검사는 생략될 수 있습니다.)

수면일지 :
야간수면다원검사와 주간검사를 받기 전의 수면패턴을 파악하기 위함

주간검사를 통해서 졸음을 측정할 때, 그 전날 밤의 수면 상태 그리고 그 이전 여러 날 동안의 수면과 생활양상을 고려해야 합니다. 일주일 동안 하루 4시간만 자면서 지내오다가 야간검사와 주간검사를 한다면 그 사람의 졸음 정도는 실제보다 더 심하게 나올 것입니다. 한편, 하루 10시간 이상 잠을 자면서 1주일 이상을 보냈다면 그 사람의 졸음은 평균보다 덜한 것으로 나올 수 있습니다. 또 어떤 병을 앓거나 약물을 복용하거나 과로를 했는지 등도 졸음을 평가할 때 고려해야 할 사항입니다.

그래서 기면증 검사를 하기 일주일 전의 수면과 생활패턴을 일지 형식으로 기록하게 하는 것이 정확한 진단을 위해서 중요합니다. 이를 수면일지라고 합니다. 수면전문의는 수면일지를 통해서 환자의 증상을 이해합니다. 또 검사 결과를 해석할 때 참고합니다.

활동기록기:
장기간에 걸쳐 환자의 수면 상태와 수면리듬을 파악

수면일지는 환자가 일기처럼 기록하는 것입니다. 그래서 환자가 모든 것을 기록할 수 없습니다. 또 일상생활에서 여러 날 동안 수면의 질이 어떤지를 객관적으로 알기는 힘듭니다. 그래서 활동기록기라는 장치를 활용합니다. 손목에 시계처럼 착용해서 신체 움직임을 기록합니다. 잠을 잘 때는 활동이 거의 없다는 점에서 착안해 만든 측정장치입니다. 빛에 노출되는 것도 측정하여 일상생활 전반을 객관적으로 측정할 수 있습니다. 또, 주

간검사를 할 때, 검사 사이사이에 환자가 조는 경우가 없는지 등도 객관적으로 측정할 수 있습니다. 활동기록기 자료도 수면일지와 함께 환자의 증상, 상태를 이해하는 데 도움을 주고, 검사 결과를 좀 더 정확하게 해석할 수 있도록 도와줍니다.

주간검사에서 기면증이 아니라고 나온 사람은,
정말 기면증이 아닌가요?

심한 졸음이 있고 그래서 기면증을 포함한 과다수면증이 의심되어 진단을 위해서 수면검사와 다중입면잠복기반복검사(주간검사)를 받습니다. 검사 결과, 특히 주간검사 결과가 기면증 진단에 중요합니다.

그런데 검사상으로 기면증 기준에 미달하는 경우가 있습니다. 그런 경우에 그 사람은 기면증이 아닐까요? 반드시 그렇지는 않습니다. 수면검사와 주간검사 결과는 검사를 받을 당시 환자의 몸 상태, 검사 환경 등 여러 가지 변수의 영향을 받습니다. 주간검사는 기능을 측정하는 검사입니다. 사람의 기능은 시간에 따라 다를 수 있습니다. (영상의학과에서 엑스선 사진을 찍어 폐 상태를 확인하는 구조를 보는 검사일 경우 시간이 조금 지나더라도 그 결과가 크게 다르지는 않겠죠.) 그래서 이번에 기면증 진단을 위한 검사에서 기면증이 아닌 것으로 나오더라도 일주일 후에 검사를 하면 기면증으로 나올 수 있습니다. 물론, 기면증 진단 기준에서 아주 조금 미달하는 경우에는 그런 상황을 기대해볼 수 있습니다. 기면증 진단 기준으로부터 너무 차이가 나는 경우에는 재검사를 하더라도 진단이 바뀌는 경우가 거의 없습니다. 재검사를 할지, 그 결과를 그대로 받아들일지는 그 환자를 진찰한 수면전문의사가 여러 가지 상황을 고려하고 고민해서 결정합니다.

주간검사 결과로 나의 졸음이 얼마나 심한지 알 수 있나요?

앞서 웹워스 졸음증 척도를 이용해서 졸음 정도를 측정할 수 있다고 설명하였습니다. 특정 상황에서 얼마나 졸릴지를 표시하는 것입니다. 이 평가는 상당히 주관적입니다. 실제로 졸음은 상당히 주관적인 느낌입니다. 다중입면잠복기반복검사는 뇌파를 기준으로 잠드는 시간을 결정하기 때문에 상당히 객관적입니다. 내 느낌으로 잠이 들지 않았다고 하더라도 실제로는 잠이 들었을 수 있습니다.

다중입면잠복기검사 개발 후에 이루어진 여러 연구는, 실제 기면증 환자의 졸음이 어느 정도인지 평가했습니다. 일반적으로 잠들기까지 걸리는 시간의 평균(이를 평균 입면잠복기라고 함)이 2분 이내인 경우에는 심한 졸음이 있다고 이야기할 수 있습니다. 제가 진료한 환자들 중에는 30초가 안 되는 사람들도 있었습니다. 한편, 5분 이상인 경우에는 졸음 정도가 아주 심하다고 이야기하기는 힘듭니다.

뇌척수액 속의 하이포크레틴을 측정하는 경우는 언제?

1998년 뇌 과학자들이 뇌 속에서 각성을 유지하는 데 꼭 필요한 물질인 하이포크레틴이라는 신경전달물질을 발견하게 되었습니다. 기면증 환자의 뇌척수액 속 하이포크레틴 농도는 정상인에 비해서 낮습니다. 그래서 기면증은 시상하부라는 뇌 부위에서 하이포크레틴이라는 물질이 적게 만들어져서 생기는 질환으로 밝혀졌습니다.

하이포크레틴 측정이 기면증 진단에 큰 도움을 줄 수 있게 되었습니다. 특히, 환자가 심한 졸음과 탈력발작 증상을 보여 기면증이 강하게 의심되는데도 다중입면잠복기검사에서는 기면증에 맞는 소견이 나타나지 않을 때에 하이포크레틴 측정이 큰 도움이 됩니다.

뇌척수액 속의 하이포크레틴을 측정하는 것은, 기면증을 정확하게 진단할 수 있는 방법 중 하나입니다. 그러나 뇌척수액 속의 하이포크레틴 농도가 정상으로 나오는 기면증 환자도 9% 정도 있습니다. 또 드물지만 뇌종양, 뇌염, 뇌혈관질환, 충격에 따른 뇌 손상 등으로도 하이포크레틴 농도가 떨어지기도 합니다.

하이포크레틴 측정을 위해서는 요추천자를 통해서 뇌척수액을 뽑아야 합니다. 국내에는 이 물질을 측정하는 검사기관이 없습니다. 따라서 현실적으로 국내에서 하이포크레틴 농도를 기면증의 임상적 진단에 활용하는 경우는 없습니다.

기면증 진단에서 유전자 검사를 하는 경우는?

기면증은 유전적인 요인이 있는 질환입니다. 기면증 환자의 1~2% 정도는 유전적인 요인으로 기면증이 발병했다고 설명합니다. 기면증의 임상적 진단을 위해서 유전자 검사를 하기도 합니다. 혈액을 채취해서 그 속의 DNA를 추출합니다. 유전자 분석을 통해서 HLA DQB1*0602라는 유전형이 있는지 확인합니다. 이 유전형은 탈력발작을 동반한 기면증 환자의 95%에서 발견됩니다. 한편, 탈력발작이 없는 경우에는 40% 정도에서 발견됩니다. 기면증 진단을 정확하게 하기 위해서, 또 유전적인 요인이 있는지 평가하기 위해서 유전자 검사를 시행합니다.

기면증, 조기진단의 중요성

• 진단이 늦어져서 생기는 반응성 우울증

기면증 환자를 진단하고 치료하면서 안타까움을 느낄 때가 있습니다. 어떤 환자들은 심한 졸음이 시작되고 나서 너무 오래 있다가 와서 진단을 받고 치료를 시작한다는 것입니다. 진단과 치료가 늦어지는 만큼, 원인 모를 심한 졸음으로 수업시간에 졸아서 성적이 떨어지고 일상생활에 어려움을 겪게 되는 것입니다.

미국에서 500명의 기면증 환자를 대상으로, 증상이 처음 나타났을 것으로 추정되는 시점에서 실제로 진단받을 때까지의 기간을 연구해보니 평균 15년 정도가 나왔다고 합니다. 상당히 긴 기간입니다. 기면증 자체가 심한 통증을 유발하거나 다른 신체적인 합병증을 유발하지 않고, 졸음이 병이라는 생각을 하지 않기 때문입니다. 또 일반인이나 심지어 의료인조차도 졸음이 병이라는 생각을 못 하기 때문일 수도 있습니다.

필자 본인이 운영하는 수면클리닉의 기면증 환자들이 '증상 출현 후 얼마' 만에 진단받았는지 분석해보았습니다. 그 결과를 아시아태평양 정신의학회 서울대회에서 발표했습니다. 그때 연구결과로는 필자가 진료한 환자들의 경우, 발병에서 진단까지 7년 정도 걸린 것으로 나타났습니다.

미국의 연구결과보다 시간이 적게 소요된 것에는 여러 가지 이유가 있을 겁니다. 가장 큰 차이는 본인이 진료한 환자들 중에서 중고교생들의 비율이 높았다는 것입니다. 최근에 기면증이 매스미디어를 통해서 알려지면서 병에 대한 인식도가 높아졌고 그래서 발병한 지 얼마 되지 않은 학생들이 병원을 찾는 일이 많아진 것으로 보입니다. 또 한편 우리나라의 높은 교육열도 관련이 있습니다. 중고교생들에서 심한 졸음이 나타나면 학업에 큰 지장이 됩니다. 그래서 학부모와 학생이 적극적으로 도움을 찾게 되고 그래서 미국의 경우보다 더 빨리 수면클리닉을 찾게 되고 진단을 받게 되는 것은 아닌가 해석해볼 수 있습니다.

진단이 늦어짐으로 해서 생기는 문제로 심한 졸음으로 인한 학업능력 저하, 일상생활 어려움에 대한 '반응성 우울증'이 있습니다. 특별한 이유 없이 생기는 우울증이 아니라 자신의 의지와 무관하게 졸음을 느끼고 그래서 일상생활이 뜻대로 되지 않는 일이 반복되면서 생기는 현상입니다. 자신이 의도한 대로 일이 되지 않는 것이 여러 번 반복되면 '우울해질 수'밖에 없겠죠. 이것이 반응성 우울증입니다. 기면증 환자들 중 상당수가 자신이 겪고 있는 졸음이 병이라기보다는 '의지가 약해서'라고 생각합니다. 그래서 자신을 더 자책하고 기면증에 대한 이해가 부족한 부모님이나 주변 사람들 역시 '마음만 굳게 먹으면' 극복할 수 있는 질환 정도로 생각하는 것 자체가 이런 현상을 더 심하게 만든다고 생각합니다. 이런 일을 막기 위해서는 기면증에 대해 널리 알리고 지금보다 더 빨리 진단받고 치료받도록 해주는 것이 꼭 필요합니다.

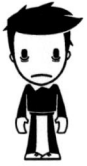

기면증의
치료

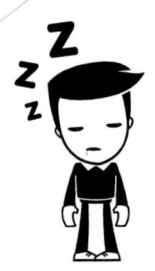

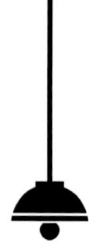

　현대 수면의학으로 기면증을 한 번에 낫게 할 수는 없습니다. 제가 진단한 후에 치료하고 있는 기면증 환자 중에 졸음을 포함한 기면증 증상이 아주 호전되어 약물을 복용하지 않고 정상적인 생활을 하는 분들이 있습니다. 그렇다고 저는 그분들이 기면증 증상 조절을 위해서 처방한 모다피닐이나 탈력발작 치료 약물에 의해서 완치되었다고 생각하지는 않습니다. 기면증 자체도 자연적인 경과에 따라 그 증상이 변합니다. 기면증에서 나타나는 졸음증상 등도 뇌기능의 한 부분이며, 신체 상태나 건강 상태가 좋아지고 생활환경이 달라지면서 좋아질 수 있을 것이라고 생각이 됩니다.

　가끔, 특정한 약물이나 식품을 복용하거나 혹은 어떤 시술을 받은 후에 기면증이 완치되었다고 이야기하시는 분들이 있습니다. 실제로 그런 약물 혹은 식품이 기면증을 완치했는지는 과학적인 연구를 통해서 입증되어야 합니다. 또, 그분들이 정말 현대 수면의학에서 다루는 기면증 환자였는지 혹은 심한 졸음을 보이는 다른 수면질환이나 의학적인 질환이었는지에 대해서도 확인해보고 난 후에 그 치료법을 받아들일지 결정해야 할 것입니다.

여기서는, 현대 수면의학에서 정한 표준적인 기면증 진단 방법(수면검사+주간검사)을 통해서 기면증으로 진단된 환자에 대해서, 약물 치료와 비약물 치료가 어떻게 시행하고 있는지 소개합니다. 그리고 현재 연구되고 있는 새로운 기면증 치료법에 대해서도 소개합니다.

기면증 약물 치료의 원리

기면증은 낮 동안 심한 졸음과 탈력발작이 특징인 중추신경계 질환입니다. 우선 기면증의 낮 동안 졸음과 그 치료에 초점을 맞추어 설명해보겠습니다.

사람의 뇌에는 각성, 즉 '깨어 있음'을 조절하는 뇌 부위가 있습니다. 뇌간, 시상하부, 시상이라고 불리는 뇌 구조들이 이런 역할을 합니다. 여기에 있는 수많은 세포들이 세로토닌, 노르에피네프린, 도파민, 히스타민, 그리고 하이포크레틴이라는 신경전달물질을 만들고 이 물질들이 뇌의 여러 부위에 전달되면서 '각성(뇌를 깨우는)' 작용을 하게 됩니다. 물론 이 물질들은 사람의 기분, 두뇌활동에도 관여하고, 탈력발작 증상과도 관련이 있습니다.

정상인에게서 세로토닌, 노르에피네프린, 도파민, 히스타민, 하이포크레틴 등의 생산과 분비가 원활하면, 깨어 있는 데 어려움이 없습니다. 기면증을 포함한 과다수면증 환자의 경우에는 이들 물질의 생산이 원활하지 않고 그 물질들이 부족해서 각성을 유지하는 데 어려움이 생긴 것입니다.

기면증 환자의 졸음은 하이포크레틴 부족이 원인입니다. 하이포크레틴 자체도 각성 효과가 있지만, 세로토닌을 포함한 다른 신경전달물질의 분비를 조절하는 기능을 가지고 있습니다. 하이포크레틴이 부족하면 각성을 유지하는 기능 전반에 문제가 생길 수밖에 없습니다.

하이포크레틴의 중요성은 여러 실험을 통해 알려졌습니다. 기면증 환자와 정상인의 뇌에서 하이포크레틴을 만들어내는 세포만을 염색해서 비교해보니 기면증 환자에게는 이 세포가 거의 없는 것으로 밝혀졌습니다. 또 뇌척수액 속의 하이포크레틴 농도도 기면증 환자에게서 현저히 낮은 것으로 나타났습니다. 최근에 개정된 수면장애 진단 기준에는 하이포크레틴 농도가 일정수준 이하인 경우에 기면증으로 진단할 수 있도록 되어 있습니다(뇌척수액 속의 하이포크레틴 농도를 측정하는 것이 쉽지 않고 아직 일반화되어 있지는 않습니다. 그래서 표준적인 진단법은 수면검사와 주간검사입니다).

기면증 치료에 이용되는 약물인 모다피닐, 메틸페니데이트 등은 사람이 섭취했을 때 뇌 속에서 도파민, 세로토닌, 노르에피네프린, 히스타민 등의 분비에 영향을 미쳐 이들 각성물질이 많이 나와서 '깨어 있음'을 유지할 수 있도록 해줍니다.

기면증 치료 약물들

우리나라에서 사용되는 기면증 치료 약물은 메틸페니데이트와 모다피닐 두 가지입니다. 이 두 가지는 성분에 대한 명칭입니다. 상표명은 회사마다 다릅니다. 외국에는 이보다 더 많은 종류의 약이 있습니다. 그렇다고 우리나라에 좋은 약이 없다는 뜻은 아닙니다. 제약회사에서 약을 수입할 때는, 가장 효과가 좋고 인기가 있으며 부작용 등 문제가 적은 약, 즉 베스트셀러 위주로 수입을 하게 되므로 위에서 언급한 두 가지 성분의 약들은 모두 좋은 약입니다. 각각을 살펴보면 다음과 같습니다.

① 모다피닐

모다피닐의 작용 방식과 특성

모다피닐은 기면증 환자들에게서 나타나는 심한 졸음에 대한 일차 치료제입니다. 가장 효과적이고 안전한 약물이기 때문에, 기면증으로 진단된 환자들의 졸음 조절을 위해서 가장 먼저 사용하는 약물이라고 할 수 있습니다.

모다피닐은 사람의 뇌 구조 중, 사람을 깨어 있도록 해주는 부분인 시상하부에 선택적으로 작용하는 약물입니다. 모다피닐이 작용하는 방식은 메틸페니데이트나 암페타민과 등과 같은 다른 각성제와는 다릅니다.

모다피닐의 효과를 판정하기 위해서, 전 세계 여러 기관에서 여러 번에 걸쳐서 연구를 시행하였습니다. 그 결과 모다피닐은 객관적으로 아주 크게 기면증 환자의 졸음을 줄였습니다. 필자의 박사학위 연구도 모다피닐이 뇌파와 졸음에 미치는 영향에 대한 것이었는데, 연구 결과 모다피닐을 복용한 후에 졸음이 크게 줄어드는 것을 객관적으로 확인할 수 있었습니다.

모다피닐 자체는 탈력발작을 막아주거나 수면마비(가위눌림)와 입면기 환각과 같은 렘수면과 관련된 증상을 줄여주는 효과는 없습니다. 그러나 필자의 경험으로는 모다피닐 투여로 졸음증상이 줄어들면 탈력발작이 나타나는 빈도도 줄어드는 것 같습니다.

모다피닐의 부작용

모다피닐의 가장 큰 장점은 약물 부작용이 적다는 것입니다. 모다피닐은 중독성이 없으므로 남용 가능성도 적습니다. 모다피닐의 각성효과는 장기 복용해도 줄어들지 않습니다(내성이 생기지 않음). 이런 점이 메틸페니데이트나 암페타민 종류와의 차이점입니다.

모다피닐의 가장 흔한 부작용은 두통입니다. 그 외 예민해지는 것, 속 불편감(오심), 입마름 등이 있습니다. 이런 부작용들이 대부분 견딜 수 있을 정도로 약하며, 그 사람에게 맞는 용량을 복용하면 줄일 수 있습니다. 또 약물을 천천히 증량하고 부작용을 조절해줄 수 있는 보조제를 함께 투여하는 것이 필요합니다. 이런 부작용은 카페인을 함께 복용할 경우 더 심해질 수 있습니다. 그러므로 카페인을 함유하고 있는 커피, 녹차, 콜라, 코코아, 초콜릿 등을 자주 그리고 많이 섭취하는 경우에는 담당 주치의에게 그 사실을 알리고 적절한 양을 섭취하도록 해야 합니다.

환자들은 자신이 겪는 부작용에 대해서 담당 주치의에게 적극적으로 이야기하여 도움을 받는 것이 필요합니다. 환자가 이야기하기 전에는 담당 주치의가 알기 어려운 경우가 많습니다.

모다피닐은 교감신경계를 자극하는 작용이 있기 때문에 혈압을 높일 수 있습니다. 고혈압이 있는 사람들은 특히 유의해야 하며 정기적으로 혈압을 측정해야 합니다. 만약, 혈압이 높다면 약물용량을 낮추거나 고혈압 치료제의 양을 늘리는 것 등을 고려해야 합니다.

모다피닐 약물에 과민반응을 보이는 환자들이 극소수 있습니다. 약물에 대한 알레르기 반응입니다. 마치 꽃가루, 땅콩, 특정한 과일에 알레르기 반응을 보이는 사람이 있는 것과 비슷합니다. 알레르기 반응이 있는 경우, 몸에 발진(두드러기)이 나타날 수 있습니다. 이런 경우에는 약물을 즉시 중단하고 담당 주치의에게 그 사실을 알려야 합니다.

모다피닐 복용 방식과 복용 시 유의점

모다피닐은 대개 아침에 한 번 복용합니다. 어떤 환자는 아침, 점심에 두 번 나누어서 복용하는 것이 더 좋다고 합니다. 모다피닐을 복용한 후 그 효과는 10시간에서 12시간 정도 지속됩니다. 우리나라 보험기준으로 모다피닐은 하루에 400밀리그램(200밀리그램 제형으로 2알)까지 건강보험이 적용됩니다. 어떤 의사 선생님이나 병원에서는 200밀리그램까지만 보험 적용이 되는 걸로 잘못 알고 있고 400밀리그램이 필요한 환자에게 충분한 약물 치료를 못 하는 경우를 종종 봅니다. 현재 200밀리그램을 복용하고 있음에도 졸음 증상이 남아 있는 경우에는 담당 주치의에게 해당 사실을 알리고 약물을 늘려달라고 요구해야 합니다.

모다피닐은 탈력발작을 조절하기 위해서 복용하는 다른 약물들과 함께 복용해도 됩니다. 모다피닐은 경구 피임약의 효능을 떨어뜨릴 수 있습니다. 그 결과 피임효과가 떨어질 수 있습니다. 그러므로 모다피닐과 경구 피임약을 함께 복용할 때는 피임약의 용량을 조절하거나 다른 피임 방식을 고려해야 합니다.

② 아모다피닐(Armodafinl)

아모다피닐은 모다피닐의 성분 중에서 특히 효과가 좋은 성분(R-enantiomer)만을 모아서 만든 개량 신약입니다. 아모다피닐의 효과를 판정하기 위해 여러 의료 기관에서 임상시험을 시행했습니다. 그 결과 뛰어난 졸음 개선 효과를 보였습니다. 아모다피닐은 모다피닐에 비해서 그 효과가 오래 지속되고 유효 성분의 혈중 농도가 높았습니다. 그래서 모다피닐보다 더 적은 용량으로 증상을 조절하게 됩니다. 부작용은 모다피닐과 거의 비슷합니다. 그리고 곧 아모다피닐이 우리나라에 도입되어서 처방될 수 있을 것으로 보입니다

③ 메틸페니데이트

이 약물은 각성과 관련되는 신경전달물질 중 도파민이라는 물질이 신경세

포연접(시냅스)에 충분히 있도록 해주는 역할을 합니다. 그 결과 각성효과를 발휘하게 되는 약물입니다. 약물의 작용 시간이 4~5시간 내외로 다른 약물에 비해서 짧은 편입니다. 약물의 작용 시간이 짧은 것은 단점일 수도 있고 장점일 수도 있습니다.

작용 시간이 짧기 때문에 하루에 여러 번 약을 복용해야 하는 번거로움이 있습니다. 한편, 작용 시간이 짧기 때문에 모다피닐과 같이 반감기가 긴 약물로 증상을 조절하는 중간 중간에 나타나는 졸음을 선택적으로 해결하는 데 유용하며 최근에는 이런 용도로 많이 쓰이고 있습니다.

한편, 작용 시간이 긴 제형의 약물도 나와 있으나 기면증 치료에 있어서는 국민건강보험 적용이 되지는 않습니다. 그리고 모다피닐이 보험 적용이 되고 있는 상황에서는 작용 시간이 긴 제제가 꼭 필요하지는 않습니다.

메틸페니데이트의 부작용은 과민성, 공격성, 식욕저하, 불면증, 고혈압 등이 있습니다. 그런데 이런 부작용은 저용량에서는 잘 나타나지 않으며 매우 약합니다. 다만, 고용량을 복용하는 경우에는 자주 나타날 수 있으므로 유의해야 하며, 약을 복용 중에 이런 현상이 나타나면 담당 주치의 선생님과 상의하셔야 합니다.

④ 탈력발작 치료제

탈력발작 증상이 생기는 원인과 치료 원리

기면증은 심한 졸음이 주된 문제인 질환입니다. 한편, 웃거나 감정적으로 흥분할 때 신체 근육에 힘이 빠지는 탈력발작, 잠들 무렵에 환각을 느끼는 입면기 환각증상, 잠에서 깨었으나 몸을 움직이지 못하는 가위눌림 등의 증상이 동반됩니다. 이 증상들 중에서 기면증 환자를 가장 힘들게 하는 것이 탈력발작입니다. 탈력발작 증상을 잘 조절해주는 것이 기면증 환자의 삶의 질을 높여주고 안전하게 생활하도록 도와주는 데 중요합니다.

기면증 환자는 심한 졸음이 있으면서 잠이 들 때 렘수면부터 나타나는 특징이 있습니다. 보통 사람은 깨어 있다가 잠들 때 얕은 잠인 1단계 수면, 그리고 2단계 수면을 거치고 깊은 잠인 서파 수면을 지나서 2단계 수면으로 갔다가 비로소 꿈꾸는 수면인 렘수면에 도달합니다. 이때까지 90분가량 걸립니다. 그런데 기면증 환자에서는 잠들자마자 바로 렘수면이 나타나거나 잠들고 난 후 15분 이내에 렘수면이 나타나는 경우가 있습니다. 탈력발작에서 몸에 힘이 빠지는 것은 렘수면의 특징이고 잠들 무렵 경험하는 환각은 사실은 꿈을 꾼 것이며 그 내용입니다.

탈력발작을 비롯한 렘수면과 관련된 증상을 치료하기 위해서는 갑자기 잠드는 것을 막는 것도 필요하고 꿈수면으로 진행되는 것을 막는 것도 필요합니다. 특히 힘이 빠지게 되는 운동신경에 작용하는 신경전달물질을 조절해주는 약물이 필요합니다. 여기에 관여하는 신경전달물질로는 콜린계, 노르아드레날린계, 글리신 그리고 글루타민계 등이 있습니다.

탈력발작 치료제 : 삼환계 우울증 치료제

삼환계 우울증 치료제는 탈력발작 치료제로 가장 오랫동안 사용되어 온 약물입니다. 우울증 치료에 사용되는 약물이지만, 이 약물의 특성 중에서 탈력발작을 막아주는 성분이 있습니다. 그래서 탈력발작이 있는 기면증 환자를 대상으로 사용해오고 있습니다.

우울증 치료제라고 해서 거부감을 보이는 환자분들도 있습니다만, 우울증 치료제를 복용한다고 해서 그 환자가 우울증이 있는 것은 아닙니다. 의학에서는 원래 개발되었던 목적과 다른 용도로 사용되는 약물이 많습니다. 예를 들어, 고혈압 약으로 개발된 약물이, 탈모증 치료에 효과가 있어서 고혈압 치료제보다는 탈모증 치료제로 더 많이 쓰이는 경우가 있습니다.

이 계통에 속하는 약물로는 이미프라민, 그로미프라민, 프로트립틸린 등이 있습니다. 이 약물은 여러 가지 신경전달물질 시스템에 작용하기 때문에 치료효과는 좋지만, 항콜린성 부작용을 유발하기도 합니다. 예를 들어, 약물 복용 후 입마름, 땀을 많이 흘림, 변비, 심장 두근거림, 배뇨곤란, 성기능 장애 등이 나타날 수 있습니다. 그런데 탈력발작 조절을 위해서는 사용되는 약물은 소량이므로 실제로 이런 부작용을 호소하는 분들은 극히 적습니다. 또, 최근에는 부작용이 적고 더 효과적인 약물이 개발되어 사용되고 있으므로 요즘은 특별한 경우에만 이 약물들을 사용하고 있습니다.

탈력발작 치료제 : 선택적 세로토닌 재흡수 차단제

이 약물 역시 우울증 치료제로 널리 사용되는 약물입니다. 이 약물은 세로토닌과 노르아드레날린 시스템에 작용하여 탈력발작을 치료합니다. 이 계통에 속하는 약물로는 플루오세틴, 서트랄린, 시탈로프람 등이 있습니다. 약물별로 반감기나 작용 특성에 약간의 차이는 있지만 같은 계통의 약물이므로 효과는 비슷합니다. 이 약물은 앞서 언급한 삼환계 우울증 치료제보다 부작용은 적고 효과는 비슷합니다. 이 약물들의 부작용으로 신경성 흥분, 위장 불편감, 성기능 장애 등이 있고 약물에 대한 내성이 생기지 않는 점이 장점입니다.

탈력발작 치료제 : 노르아드레날린과 세로토닌 재흡수 차단제

우울증 치료제 중에서 세로토닌과 노르아드레날린 재흡수 차단 효과가 좀 더 강한 약물로 벤라팍신이 있습니다. 이 약물은 삼환계 우울증 치료제보다 부작용이 적다는 것이 장점입니다. 아토모세틴이라는 약물도 노르아드레날린 재흡수 차단효과가 커서 다른 약물로 잘 조절이 되지 않는 탈력발작 치료에 효과적입니다.

탈력발작 치료제 : 소디움 옥시베이트[Sodium Oxybate, gamma-hydroxybutyrate(GHB)]

국내에서는 생산되지도 처방되지도 않는 탈력발작 치료제로 소디움 옥시베이트라는 약물이 있습니다. 기면증 환우회 카페 등에서 가끔 언급되는 약물입니다. 기면증의 증상이 심해서 기존 투약으로 증상이 잘 조절되지 않는 환자분들 중에서 이 약물을 구해서 복용하면 증상이 더 나아질 것으로 기대하는 분들이 있는 것 같습니다.

미국에서는 소디움 옥시베이트가 처방됩니다. 이 약물은 기존의 약물로 잘 조절되지 않는 탈력발작을 조절하기 위해 주로 사용됩니다. 이 약물을 복용하면 심한 졸음도 조절됩니다.

그러나 이 약물은 잠자기 전에 한 번, 2.5~4시간 정도 수면을 취한 후 새벽에 깨어서 다시 한 번 복용해야 하는 불편이 있습니다. 그리고 약물을 복용한 후 본격적인 치료효과가 나타나기 전까지 2~3개월이 소요됩니다. 또 소디움 옥시베이트 자체가 중독성이 있고 치료 이외의 목적으로 오용 혹은 남용될 위험이 높기 때문에 약품에 대한 처방과 관리가 미국에서도 매우 엄격합니다. 국내에는 이 약물을 수입해서 판매하는 제약회사가 없고 약물의 특성상 우리나라 식약청이 이 약의 수입과 처방을 허가해줄 가능성도 낮습니다.

소아에서의 기면증 약물 치료

국내에서는 15세 이하인 경우 소아로 분류합니다. 기면증은 십대에서 이십대 사이에서 발병하며 대개 사춘기 전후로 발병합니다. 드물게 초등학교에 입학하기 전에 발병하는 경우도 있습니다.

소아에서 기면증 약물 치료는 어떻게 해야 하는지에 대해서 궁금해하시는 환자 보호자분들이 있습니다. 국내외 기면증 약물 치료에 대한 경험으로 미루어보아 소아에서 기면증의 약물 치료는 성인에서와 크게 다르지 않습니다.

소아 13명을 대상(평균 연령 11세)으로 모다피닐(평균 투여 용량 346밀리그램)로 치료한 연구가 있습니다. 이 연구에서 전체 소아 중 90%에서 졸음증상이 뚜렷하게 줄어들었습니다. 모다피닐을 아침과 점심에 나누어서 복용할 때 효과가 가장 좋았습니다. 그러나 소아들이 스스로 점심시간에 투약을 하기 힘든 경우가 있었습니다. 그래서 아침에 한 번만 투약하는 경우도 있었는데 이 경우에는 오후 늦게 혹은 저녁 시간에 졸음증상이 나타나는 경우가 있었습니다. 모다피닐을 처방하기 힘든 경우에는 메틸페니데이트가 사용되었고 하루 30밀리그램으로 졸음증상 등이 잘 조절되었습니다.

소아에서 기면증 약물 치료를 시행하면서 심각한 부작용이 나타난 경우는 거의 없었으며 부작용의 양상도 성인에서 보고된 것과 유사하였습니다.

기면증, 약 외의 방법으로 조절하기

기면증 환자는 약물로 졸음을 조절합니다. 약물 치료가 기면증 치료의 중심입니다. 대표적인 약물이 모다피닐이며 그 외 메틸페이데이트라는 약물도 사용됩니다.

그런데 기면증은 약물로만 조절하는 것은 아닙니다. 비약물적인 방법, 특히 행동적인 조절이 매우 중요합니다.

첫째, 충분한 수면, 그리고 규칙적인 수면 패턴을 유지해야 합니다.

적어도 하루 7~8시간 정도의 수면을 취해야 합니다. 그리고 잠자고 일어나는 시간이 규칙적이어야 합니다. 날마다 자는 시간과 일어나는 시간이 바

꾼다면, 깊은 잠을 자기 힘듭니다. 이런 원칙은 기면증 환자에게 특히 중요하며, 보통 사람에게도 역시 필요합니다.

둘째, 밤을 새우거나 야간수면에 지장을 주는 행동을 하지 말아야 합니다.

기면증 환자는 교대 근무하는 직업을 고르지 않는 것이 좋습니다. 교대 근무는 수면리듬을 방해하고 업무 중에 심한 졸음을 만들기 때문입니다. 수면은 기본적으로 리듬입니다. 동일한 정신적·신체적 현상이 반복되는 것입니다. 교대 근무는 그 리듬을 인위적으로 깨뜨리고 불면과 졸음을 유발합니다. 그러므로 졸음이 중요한 증상인 기면증 환자들은 교대 근무를 피하는 것이 좋습니다.

셋째, 낮잠을 잘 활용해야 합니다.

낮잠은 정상인에게도 수면이 부족할 때 큰 도움을 줍니다. 기면증 환자의 경우, 낮잠을 적극 활용해야 합니다. 하루 15분 내외가 좋습니다. 언제 낮잠을 자는가 하는 것은 그 사람이 언제 심한 졸음을 느끼느냐 하는 것에 따라 다릅니다. 일반적으로는 점심 식사 후, 오후 2~4시 사이가 적당합니다. 그 시간이 가장 졸리는 시간이기 때문입니다. 낮잠도 규칙적으로 시간을 정해놓고 자면 더 효과가 좋습니다.

어떤 분들은 낮잠을 한 번 자면 너무 길게 자기 때문에 15분 정도 자고 깨기가 힘들다고 합니다. 그런 이야기를 하는 분들이 많습니다. 실제로 그런 경우가 많습니다. 그래서 알람을 설정해놓고 자는 것이 좋고, 낮잠을 자기 전에 카페인 함유 음료(커피, 콜라 등)를 마십니다. 카페인이 우리 몸에 흡수되어 효과를 나타내는 데 15~20분쯤 걸립니다. 그러므로 알람소리를 듣고 잠에서 깨기 더 쉬워집니다.

기면증 환자의 경우, 낮잠을 15분 정도 잔 경우와 1시간 이상을 잔 경우, 낮잠을 자고 난 후에 졸음이 줄어드는 정도는 큰 차이가 없습니다. 그래서 15분 정도 자는 것이 더 낫다고 조언을 드립니다.

넷째, 과식과 음주를 줄이고 피하는 것이 좋습니다.

하루 세 끼 식사 중 어느 경우나 과식하면 졸음이 옵니다. 특히 탄수화물이 풍부한 식사는 졸음을 유발합니다. 식사는 규칙적으로 일정한 양을 섭취하는 것이 좋습니다. 특히 저녁 식사를 많이 하면 야간수면에 방해가 됩니다. 술은 숙면을 방해합니다. 술을 마시면 잠은 오지만, 수면 유지가 잘 안 되어 자주 깨는 문제가 있습니다. 기면증 환자의 야간수면의 질은 정상인보다 떨어집니다. 그러므로 야간수면의 질을 떨어뜨리는 행동은 피하는 것이 좋습니다.

다섯째, 졸리면 운전이나 위험한 기기 조작을 피해야 합니다.

기면증으로 약물을 복용하고 치료받고 있는 중에도 예기치 못한 졸음이 나타날 수 있습니다. 그러므로 졸음이 오면 운전이나 위험한 기기 조작을 피해야 합니다. 특히 갑자기 약을 중단한 경우에는 참을 수 없는 졸음이 갑자기 나타날 수 있으므로 위험합니다. 그러므로 특별한 사정이 있어서 약을 줄이거나 끊어야 할 경우에는 꼭 담당 의사 선생님과 상의해서 약을 단계적으로 줄여야 합니다.

여섯째, 운동은 졸음 조절에 큰 도움이 됩니다.

어느 질환에나 적절한 운동은 도움이 됩니다. 기면증도 마찬가지입니다. 약을 복용하고 있으면 기면증 환자는 정상인과 아무런 차이가 없습니다. 즐겨 하는 운동을 적극적으로 하는 것은 좋습니다. 운동은 신체 근육을 자극하고 그와 연결된 뇌를 자극합니다. 또 신체의 분비 기능을 활성화시키고, 뇌 속에서 각성유발 신경전달물질 분비도 촉진시킵니다.

일곱째, 기면증 아동 혹은 학생의 부모는 필요하면 증상에 대해서 학교 선생님에게 알리고 적절한 도움을 받도록 하는 것이 좋습니다.

학생들 혹은 직장인들 중에서 기면증으로 인해서 심한 졸음이 있고 학교생활이나 직장생활에 어려움이 있는 경우에, 선생님이나 직장 상사에게 기면증의 특징에 대해 알리고 적절한 도움을 받아야 합니다. 아주 졸릴 때 낮잠을 잘 수 있도록 도움을 받을 수 있어야 합니다.

기면증은 완치되는 병은 아니지만, 잘 조절될 수 있는 병입니다. 적절한 약물을, 적절한 시간에, 적절한 용량으로 복용하는 것은 필요하고 중요합니다. 한편, 규칙적인 생활, 절제하는 생활 등을 유지하면 약물 용량을 줄일 수 있고, 기면증으로 인한 생활 불편을 최소화할 수 있습니다.

기면증은 완치될 수 없나요?

현재까지 기면증을 완치할 수 있는 방법은 없습니다. 기면증은 뇌 속에 정상적으로 존재하는 각성물질인 하이포크레틴이 적게 만들어져서 생기는 문제입니다. 기면증을 완치하기 위해서는 우리 뇌 속에서 하이포크레틴이 자연적으로 충분히 만들어질 수 있는 조건이 되어야 합니다. 이런 상태를 만들기 위한 여러 가지 연구들이 진행 중입니다(여기에 대해서는 뒤에 이어지는 기면증의 새로운 치료 부분에서 설명합니다).

기면증의 여러 가지 증상들을 잘 조절해서 일상생활에 영향이 없도록 하는 것이 현대 수면의학이 지향하는 기면증 치료의 목표입니다. 기면증 증상 중, 일상생활을 가장 힘들게 하는 것이 심한 졸음과 탈력발작입니다. 그래서 심한 졸음을 조절하는 약물과 탈력발작을 조절하는 약물을 처방해서 복용하도록 하는 것이 기면증 치료의 근본을 이룹니다.

기면증을 치료하는 한의원도 있다고 합니다
한방으로 기면증이 치료되나요?

현재까지 한방 혹은 한약으로 기면증 증상(졸음, 탈력발작 등)이 완치되었거나 증상을 잘 조절하였다는 내용의 연구결과는 없습니다. 한편, 현대 수면의학에서 처방되는 약물들로 기면증의 여러 가지 증상을 완전히 조절할 수 있다는 연구결과는 상당히 많습니다.

제가 진료한 기면증 환자들 중에는 한방치료를 받아보다가 효과가 없어서, 저한테 진료를 받으러 오는 경우가 있습니다. 또, 기면증으로 진단을 받은 후에 기면증 약물 치료를 받다가, 한방으로 완치될 수 있다는 이야기를 듣고 큰 돈을 들여서, 6개월 이상 한약을 먹어보았지만 전혀 증상이 좋아지지 않아 다시 기면증 약물 처방을 받으러 온 학생도 있습니다. 기면증을 완치할 수 있는 안전하고 효과적인 약물 혹은 물질이 있다면 환자를 위해서 참 좋은 일입니다. 그러나 안타깝게도 현재는 그런 약이 존재하지 않습니다.

한편, 특별한 치료를 하지 않아도 기면증 증상이 저절로 좋아지는 경우가 있습니다. 기면증은 난치병이지 불치병은 아니기 때문입니다. 그런 경우가 한약을 복용한 것과 우연히 겹친다면 기면증이 한약 때문에 나은 것처럼 보일 수도 있습니다. 저한테 기면증 치료 약물을 처방받는 기면증 환자들 중에도 일정 기간 약물을 복용하다가 졸음증상이 많이 개선되어서 약물을 복용하지 않고 상당히 긴 기간을 잘 지내는 분들도 꽤 있습니다. 그렇다고 저는 이분들이 기면증 약물 치료로 완치되었다고 이야기하지는 않습니다. 기면증 자체의 자연적인 경과로 인하여 증상이 줄어든 것으로 이해하는 것이 맞습니다.

한편, 한약으로 기면증이 나았다고 이야기하는 사람들의 경우에 그 사람이 정말 기면증 환자였는지 확인하는 것이 필요합니다. 기면증의 진단을 위해서

기면증, 졸음에 대한 모든 것

는 기면증 증상을 확인해야 하고, 수면다원검사와 다중입면잠복기검사를 통해서 객관적인 검사 수치를 얻고 이를 바탕으로 진단해야 합니다. 단순히 스스로 느끼기에 심한 졸음이 있어서 기면증으로 생각했던 환자가 일정한 약물을 복용한 후 그 졸음이 없어졌다고 해서 기면증이 완치되었다고 이야기할 수는 없습니다. 우울증에서도 심한 졸음이 나타날 수 있습니다. 우울증의 상당 부분도 저절로 좋아지는 경우가 있기 때문입니다.

한방 혹은 한약으로 기면증이 완치되었다고 이야기하기 위해서는, 적어도 100명 이상의 기면증 환자를 무작위로 각각 50명씩 나누어서 한 그룹에는 치료에 효과가 있다는 한약을 복용하고, 다른 그룹에는 외관상으로 구분이 되지 않는 치료 효과가 없는 다른 한약(이를 '위약'이라고 합니다)을 복용하도록 합니다. 그리고 치료 약을 복용한 그룹에서만 졸음이 좋아지는 것을 다중입면잠복기검사를 통해서 확인해야 하며 그 수치가 통계적으로 의미가 있을 정도로 커야만 그 한약으로 기면증이 치료된다고 이야기할 수 있습니다.

현대수면의학에서 처방하는 기면증 약물은 모두 이런 연구를 여러 차례 거치고 그 효능과 안전성을 입증받은 것입니다. 그러나 제가 지금까지 알기로는 한약 중에는 어떤 약도 이런 연구를 거치고 그 효과를 인정받은 것이 없습니다.

임신 중에 기면증 약물 치료를 계속해도 되나요?

기면증의 주된 치료는 약물 치료입니다. 졸음증상 조절을 위해서는 모다피닐이라는 약물을 복용합니다. 탈력발작 치료를 위해서는 우울증 치료제로 쓰이는 여러 가지 약물 중에서 그 사람에게 맞는 약물을 복용합니다.

그런데 기면증으로 진단받고 치료받는 여성이 임신을 하게 되면 약물을 중단해야 할까요?

제가 진료한 환자 중에도 그런 경우가 있었습니다. 또 임신을 앞두고 저한테 상의를 하시는 여자 환자분들도 있습니다. 우선, 임신 중에 기면증 치료 약물을 복용한 여성에 대한 이야기를 먼저 하겠습니다.

그분은 일을 하시는 분이었습니다. 임신 중에도 일을 그만둘 수는 없었습니다. 그리고 졸음증상과 탈력발작 증상이 심한 편이라서 약을 안 드시고는 일을 하실 수 없었습니다. 그래서 임신 중에도 지속적으로 약물을 복용하셨습니다. 물론, 임신 이전보다는 약물을 조금 줄여서 복용하셨습니다. 저는 임신 중에는 약을 드시지 말도록 권했으나 그분은 일을 지속하기 위해서는 어쩔 수 없다고 하셨습니다.

그래서 임신 중에 기면증 치료 약물을 복용한 외국 사례들을 급히 찾아보았습니다. 다행히 몇몇 국외 사례에서 임신 중에 기면증 치료 약물(모다피닐)을 복용한 경우가 있었으나 태아에게 어떤 문제가 생긴 경우는 없었습니다. 그럼에도 의학적으로는 임신 중에 기면증 치료 약물 복용을 적극적으로 권하지는 않습니다.

임신 중에 어쩔 수 없이 약물을 복용하는 경우란, 약물을 복용하지 않았을 때 입을 수 있는 손해가 약을 복용함으로 해서 생길 수 있는 위험보다 충분히 클 것으로 예상될 때입니다. 예로 든 그 여성분의 경우에는 약을 복용하지 않고 업무를 볼 때 사고 위험이 더 높아지고 경우에 따라 업무 자체가 불가능할 경우이므로 스스로 판단해서 약물을 복용하신 것입니다. 임신을 계획하고 있는 여성이 저를 방문하는 경우, 저는 가능하면 임신 기간 내내 약물을 복용하지 말도록 권합니다. 약물을 복용하지 않아서 생기는 생활의 어려움이 너무 클 것으로 예상된다면 임신 처음 3개월을 제외하고 나머지 기간에만 약물을 드시도록 권합니다. 임신 처음 3개월은 태아의 신체 대부분이 만들어지므로

기면증, 졸음에 대한 모든 것

이 기간에 기형 발생 위험이 가장 높기 때문입니다. 그리고 임신 기간 동안 다른 사람보다 산전 검사에 더 신경을 쓰도록 권합니다.

가끔, 기면증 투약을 하고 계시는 남성분들이 자신의 약물 복용이 임신이나 태아에 영향을 미치지 않느냐고 물어보십니다. 남성의 경우에는 아무 관련이 없다고 답해 드립니다.

PART
08

기면증의 새로운
치료는 어떤 것이
있나요?

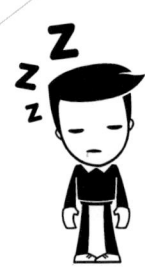

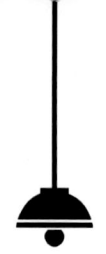

기면증의 새로운 치료

현재 약물로 기면증의 증상을 조절하는 것이 치료의 핵심입니다. 그러나 약물을 지속적으로 복용하는 데에는 노력도 들고 비용도 많이 듭니다. 기면증 환자라면 누구나 어떤 치료를 받고 증상이 완전히 조절되고 더 이상 약을 먹지 않아도 되기를 바랄 것입니다. 기면증 환자를 치료하는 의사인 저도 같은 마음입니다. 미래에는 기면증에 대해 어떤 치료가 가능할지, 그리고 기면증에 대한 새로운 치료로는 어떤 것이 진행되고 있는지 외국문헌에 나와 있는 내용을 중심으로 소개하겠습니다.

여기 소개되는 연구들은 대부분 동물들을 대상으로 한 실험적인 연구들이며, 그 효과도 실험에 따라 다양합니다. 여기서 소개되는 치료법이나 연구 결과가 실제 기면증 환자들을 대상으로 적용되기 위해서는 상당한 시일과 많은 임상연구가 필요합니다.

기면증 면역 치료

현재 연구되고 있는 기면증 치료법 중 하나가 면역 치료입니다. 학자들은 기면증은 자가면역질환일 가능성이 있다고 보고 있습니다. 기면증은 하이포크레틴이라는 각성과 관련되는 신경전달물질이 부족해서 생기는 병입니다. 또 기면증 환자의 뇌를 연구해보면 하이포크레틴을 생산하는 세포의 숫자가 정상인에 비하여 크게 줄어 있습니다. 기면증이 갑자기 발병한 아동에게서 뇌척수액 속의 하이포크레틴 농도가 매우 낮거나 거의 검출이 되지 않았습니다. 기면증 환자들은, 기면증이 발병하는 시점에서 어떤 이유로 하이포크레틴을 만들어내는 세포가 파괴된 것으로 추정하고 있습니다.

기면증 환자에서 정상인과 구분되는 특징 중 하나가 HLA 유형입니다(면역반응과 관련 있는 특성임). 기면증 환자에게서는 HLA DQB1*0602라는 유형이 흔히 나타납니다.

그래서 위 2가지 사항, 즉 하이포크레틴 세포가 파괴되었다는 것과 기면증 환자에게서 특정 면역유형이 나타난다는 점에 착안해서 기면증은, 우리 몸의 면역세포가 우리 몸의 특정세포(여기서는 하이포크레틴을 만들어내는 세포)를 공격해서 파괴함으로써 생기는 질병(자가면역질환)이 아닌가 하고 생각하게 되었습니다. 만약 그렇다면, 자가면역반응이 생기기 전에 혹은 자가면역반응 초기에, 하이포크레틴 세포를 파괴하는 면역세포를 제거하거나 그 반응을 중단시키면 기면증은 발병하지 않을 것으로 생각할 수 있습니다.

그런데 면역 치료 혹은 면역학적 접근에서 문제점은, 기면증의 증상은 하이포크레틴을 만드는 세포의 대부분이 파괴되고 난 후에 나타난다는 것입니다. 실험용 쥐를 대상으로 한 연구에서는 세포의 70%가 파괴된 후에도 하이포크레틴 농도는 50%만 감소되는 것으로 나타났습니다. 세포가 파괴되면서 남아 있는 세포들이 더 열심히 하이포크레틴을 생성하는 보상작용을 했을 가능성이 있습니다. 또 하이포크레틴 농도가 떨어지기 시작할 시점에는 세포들이 다 파괴된 것은 아니며 그 기능을 일부 상실한 상태에 있을 가능성이 있습니다.

면역 치료를 시도한 기면증 환자의 사례가 몇몇 있습니다.

첫 번째 경우는, 병원에 오기 3개월 전부터 기면증상을 보인 8세 아동에게 프레드니손(면역억제제)을 투여한 것입니다. 그러나 이 경우에 졸음증상은 좋아지지 않았고, 결국 탈력발작 증상도 나타나서 약물 치료를 하게 되었습니다.

두 번째 경우는, 진단되기 얼마 전에 졸음증상과 탈력발작이 시작된 환자로, 면역글로불린과 프레드니손을 함께 투여했으며 그 결과 탈력발작과 졸음이 다소 줄어들었다. 그러나 환자가 치료를 지속하지는 못하여 장기적인 결과는 알 수 없었습니다.

세 번째 경우로는, 증상이 나타난 지 얼마 안 된 6명의 환자와 발병한 지 상당한 기간이 지난 2명의 환자를 대상으로 4개월 동안 면역글로불린을 투여한 연구가 있습니다. 발병 초기의 환자에서는 증상의 호전이 있었으나 발병한 지 오래된 환자에서는 거의 효과가 없었습니다. 효과가 있었던 환자에서는 탈력발작을 막아주는 효과가 치료가 끝난 지 9개월 후에도 지속되고 있었습니다. 이들 연구에서는 증상 호전은 환자의 주관적인 판단에 따른 것이었으며, 실제로 뇌척수액 속의 하이포크레틴 농도가 상승한 경우는 한 사람에게서만 관찰되었습니다. 현재로서는 기면증에 대한 면역 치료의 효과를 판정하기 위해서는 보다 많은 환자를 대상으로, 객관적인 증상 호전을 판별하는 형태의 연구가 필요합니다.

요약해보면 다음과 같습니다. 기면증은 몇몇 특성상, 우리 몸의 면역세포가 뇌 속의 하이포크레틴 생산 세포를 공격하여 파괴함으로써 증상이 나타나는 자가면역질환일 가능성이 있습니다. 실제로 기면증상이 나타난 지 얼마 안 된 사람에게 면역반응을 차단하는 치료를 하면, 증상이 호전되는 경우도 있었습니다. 그러나 아직까지 많은 환자를 대상으로 한 객관적인 연구는 이루어지지 않았으며, 또 기면증이 발병된 지 수개월 이내의 소수의 특별한 환자에게만 도움이 된 것으로 보입니다. 기면증이 발병된 지 수년이 지난 환자에게는 면역 치료가 도움이 된다고 보기는 어렵습니다. 면역 치료에 대해서 앞으로 더 많은 연구가 이루어져야 할 것으로 보입니다.

새로운 약물 치료 : 하이포크레틴에 초점을 맞춘 치료제

기면증의 발병 원인 중 하나가 뇌 속의 하이포크레틴 부족입니다. 그래서 하이포크레틴을 치료제로 사용하려는 연구가 이어지고 있습니다. 하이포크레틴을 만들어내는 유전자를 이용한 치료, 줄기세포를 이식해서 하이포크레틴을 만들어내는 세포로 만들려는 시도 등이 있습니다.

기면증 증상을 보이는 개를 대상으로 하이포크레틴 자체를 뇌 속으로 넣어주는 치료를 시도한 연구에서 졸음증상이 줄어들었습니다. 그러나 치료가 보편적으로 시행되려면 정맥주사로 하이포크레틴을 넣어주어야 하는데 이렇게 하는 경우 하이포크레틴이 혈액에서 뇌 속으로 전달되지 못해서 치료효과가 거의 없었습니다. 코나 뇌척수액을 통하는 새로운 방식으로 하이포크레틴을 전달하는 기술이 연구 중입니다.

기면증 유전자 치료

하이포크레틴을 만들어내는 유전자를 이식해서 치료하려는 시도가 있었습니다. 하이포크레틴을 만들어내는 신경세포를 인위적으로 없앤 쥐를 대상으로 하이포크레틴을 만들어내는 유전자를 포함하고 있는 바이러스를 이용해서 치료를 시도했고 탈력발작 증상 등을 조절하였습니다. 유전자 치료도 향후 기면증 완치를 위한 중요한 후보 치료법 중 하나입니다.

갑상선 자극 호르몬 치료

갑상선 자극 호르몬은 뇌하수체 전엽에서 분비되는 물질 중 하나로 갑상선의 여포 세포에 작용해서 갑상선 호르몬을 분비시킵니다. 이 호르몬은 정신을 자극하고 우울증상을 개선하는 효과가 있습니다. 그래서 기면증 치료제로 사용될 가능성이 있습니다.

기면증 증상을 가진 개를 대상으로 이 물질을 정맥에 주사한 연구와 이 물질을 복용하게 한 연구 모두에서 졸음과 탈력발작 증상이 줄어들었습니다. 사람에서도 갑상선 자극 호르몬을 이용한 기면증 치료의 가능성이 열려 있습니다.

히스타민 수용체에 작용하는 약물

히스타민이라는 물질에 반응하는 수용체는 뇌 속에 많이 분포하고 있습니다. 히스타민은 사람의 뇌를 깨우는 작용을 하는 물질 중 하나입니다.

　하이포크레틴이 부족해서 졸음증상을 보이는 쥐를 대상으로 히스타민을 주입한 연구에서 졸음증상이 줄어들고 인지기능이 개선되었습니다. 히스타민 수용체에 작용하는 약물들도 기면증 치료제로 사용될 가능성이 있습니다.

기면증 환자로
살아가기

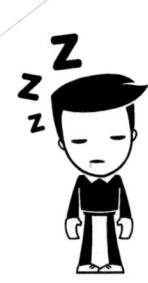

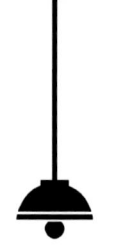

기면증 산정특례제도 : 희귀난치성 질환

　　기면증은 희귀난치성 질환으로 분류되어 있습니다. 말을 풀어서 보면 '상당히 드문 질환이고 치료가 쉽지 않은 질환'이라는 뜻입니다. 건강보험공단은 국내 총 환자 수가 2만 명 이하인 질환을 희귀질환이라고 분류합니다. 이런 질환 중 쉽게 낫지 않아서(난치성) 장기간 치료해야 하는 질환의 경우 환자의 치료비 부담이 큽니다. 그래서 이런 조건을 만족하는 희귀난치성 질환에 대해서는 건강보험에서 진료비에 대해서 본인이 부담해야 할 금액을 줄여줍니다. 외래진료의 경우 본인이 부담하는 비율이 30% 정도입니다. 희귀난치성 질환이 있는 사람이 건강보험공단에 산정특례를 신청한 경우에는 본인부담 비율이 10%로 줄어듭니다.

기면증으로 진단된 후에, 산정특례신청서를 작성해서 보험공단에 제출하면 등록이 됩니다. 신청서 양식은 병원에서 가지고 있고 의사가 기입해야 하는 것이 있고 본인이 작성하고 서명해야 하는 부분도 있습니다.

어떤 환자분들은 산정특례신청이 어떤 불이익을 주지 않을까 걱정하시기도 합니다. 나라에서 혜택을 주기 위해서 시행하는 제도라는 점을 생각하면 그럴 것 같지는 않습니다. 한편, 산정특례 등록이 되어 있으면, 의료기관에서 진료를 받을 때 그 내역이 건강보험전산망을 통해서 진료하는 의사에게 보입니다. 질환명이 나오는 것은 아닙니다.

산정특례신청 후에도, 환자 본인이 보험공단에 요구하면 언제라도 산정특례에서 제외시켜 주고 해당 기록을 모두 지워줍니다.

한편, 의료보호 환자의 경우에는, 산정특례와 무관하게 본인부담금 비율이 10%이므로 따로 신청하실 필요가 없습니다.

기면증 환자, 민간실손의료보험(실비의료보험) 가입

많은 분들이 민간보험사가 운영하는 실손(실비)의료보험에 가입하고 계십니다. 뉴스를 보니 가입자 비율이 전 국민의 60%에 육박한다고 합니다. 생명보험이나 종신보험에 가입하고 계신 분들도 많습니다.

기면증이 흔히 발병하는 나이는 10대 후반에서 20대 초반입니다. 그래서 아직 실비의료보험을 비롯한 여러 가지 보장성 보험에 가입하지 않은 사람들이 많습니다. 기면증으로 진단받은 후, 건강에 대한 관심이 커지면서 보험 가입을 알아보다가 기면증으로 진단된 것 때문에 보험 가입이 거부되었다고 이야기하시는 환자나 환자 보호자분들이 계십니다.

어떤 환자 보호자분은 이럴 줄 알았으면, 검사를 하기 전에 미리 보험에 가입하고 올 걸 그랬다고 이야기하시는 분들도 있습니다. 위장이 좋지 않은 사람이 내시경 검사를 하기 전에, 위암이나 위궤양처럼 심각한 질환이 나올까 걱정이 되어서, 보험을 가입하고 검사를 한다는 말을 들은 적이 있는데 비슷한 경우가 아닐까 하는 생각이 들었습니다.

기면증 진단을 받으러 오시는 분들이 모두 기면증으로 진단되는 것은 아닙니다. 그러나 장기간 지속적인 졸음이 있어 왔다면, 어떤 형태로든 신체 질환이 있을 것으로 추정할 수는 있습니다. 그리고 그 질환에 대한 추가적인 검사나 치료를 해야 할 가능성이 높습니다. 그런 점을 생각한다면 위장 내시경을 받으러 가기 전에 보험을 가입하는 사람들처럼, 보험 가입에 대해서 적극적으로 생각해보아야 하지 않을까 합니다. 보험이라는 것이 잠재적인 위험에 대해서 대비하는 제도이기 때문입니다.

기면증 환자, 병역은 어떻게 하는가?

기면증으로 진단받은 남성들, 특히 병역을 마치지 않은 경우에는 병역이 아주 중요한 문제입니다. 기면증은 예기치 못하게 심한 졸음이 나타나서 사고 위험이 높아지는 질환입니다. 기면증 환자는 군 복무 중에서 무기를 다루다가 갑작스러운 졸음이나 탈력발작으로 자신이나 다른 사람을 크게 다치게 할 위험이 있습니다.

자신이 기면증인지도 모르고 심한 졸음을 겪고 있는 환자가 군 복무 중에 포탄을 옮기다가 졸려서 떨어뜨리기도 하고, 수류탄 투척 훈련을 하는 중, 감정적으로 흥분하면서 탈력발작이 나타나 수류탄을 떨어뜨릴 뻔했다는 이야기도 들었습니다.

기면증, 졸음에 대한 모든 것

외국의 경우에는 기면증 환자들에게 병역에 대해서 적절한 조치를 해주고 있습니다. 그런데 국내에서는 기면증 환자들이 다른 질환을 가진 사람들에 비해서 병역에서 혜택을 받지 못하고 있었습니다. 기면증 환우 모임에서 지속적으로 이런 점을 국회와 국가 기관에 호소했고 그 결과 2009년부터 기면증에 대한 병역 조항이 신설되었습니다.

국방부에서 해당 병역 조항을 만들기 전에, 필자가 속한 대한수면의학회에 자문을 요청했습니다. 학회 결정에 따라 필자가 국군수도병원을 방문해서 군의관들에게 기면증의 특성에 대해서 강의를 했습니다. 또, 병무청 징병 담당 군의관들에게 기면증의 증상, 진단과정 등에 대해서도 자문을 제공했습니다. 그 후에, 국방부에서 기면증 병역 관련 조항을 2010년 2월 17일자로 개정해서 발표했고 현재 시행되고 있습니다.

2010년 2월 17일 개정된 병역법에 따른 기면증의 병역 관련 조항은 다음과 같습니다.

---

101. 기면증

주 : 진단은 국제수면장애진단분류(International Classification of sleep disorder)에 따르고, 다른 수면장애, 기질적 질환, 정신질환, 약물이나 물질남용에 의한 것은 제외한다.

가. 향후 일정기간 관찰이 필요한 경우(7급, 판정 보류하며 치료 후 질병 상태를 보고 다시 판정)

나. 증상 및 수면다원검사상 국제수면장애진단분류 기준을 만족하는 경우(3급, 현역 복무)

다. 증상 및 수면다원검사상 국제수면장애진단분류 기준을 만족하며 1년 이상의 치료 후 사회적·직업적 기능장애가 존재하는 경우(4급, 공익요원 복무)

라. 증상 및 수면다원검사상 국제수면장애진단분류 기준을 만족하며 1년 이상의 치료에도 불구하고 증상이 잔존하며 검사상 지속적인 이상소견이 있거나 1개월 이상 기면증으로 입원력이 확인된 사람으로서 군 복무에 상당한 지장이 초래된다고 판단되는 경우(치료제를 투약한 상태에서 시행한 주간반복수면잠복기 검사에서 평균수면잠복기가 8분 이하로 지속되고 임상적으로 탈력발작이 확인된 경우) (5급, 병역 면제)

위에서 보는 바와 같이 증상의 심한 정도에 따라 병역이 면제되는 5급과 공익근무를 하게 되는 4급, 그리고 현역으로 복무하는 3급으로 나누어져 있습니다. 제가 진료하는 환자들 중에서 4급으로 판정받고 공익근무를 하는 분들이 적지 않습니다. 한편, 병사용진단서와 여러 가지 진료 기록을 제출했음에도 징병신체검사에서 3급으로 판정받고 현역으로 복무하는 분들도 있습니다.

신체등급의 판정은 징병 담당 군의관이 진단서와 진료기록 등 여러 가지 기록과 전문의사로서 본인의 소견을 토대로 내리게 됩니다. 징병검사를 잘받기 위해서는 외래진료를 성실하게 받고, 진료 소견이 상세하게 기록된 차트 복사본을 제출해야 합니다. 또, 환자 본인이 기면증 때문에 겪고 있는 현실적인 어려움을 적극적으로 이야기하는 것이 중요합니다.

기면증 환자, 직업 선택과 업무 환경 만들기

기면증으로 진단받은 후, 환자분들 혹은 보호자분들 중에서 나중에 직업을 가지는 데 문제가 없는가 하는 것을 궁금해하십니다. 아마 그 질문의 핵심은 기면증으로 진단받은 것 때문에 어떤 차별을 받는 것은

기면증, 졸음에 대한 모든 것

아닌가 하는 것이라고 생각됩니다.

그럴 때 저는 제 환자분들이 가지고 있는 다양한 직업에 대해서 말씀드립니다. 제 환자 중에 의사로 일하시는 분이 5명 정도 됩니다. 의대를 다니던 중에 내원하셔서 진단을 받고 약을 드시면서 의대를 졸업하고 전공의(레지던트) 과정을 하고 계시는 분도 있고, 고등학교 다닐 때 진단받은 후 의대에 진학한 분도 있습니다. 학교 선생님, 공무원, 일반 기업체를 다니시는 분, 사업가, 대학교수, IT 업체 직원, 예술 분야에 계시는 분 등 거의 모든 직업군에 속하시는 분들이 기면증으로 진단받은 후에 약을 드시면서 생활하고 계십니다. 그분들이 기면증으로 진단받은 것 때문에 어떤 제약을 받았다는 것에 대해서 들어보지는 못했습니다. 그리고 어떤 질환이 있다고 해서 그 사람을 차별해서는 안 됩니다. 당연한 것 아니겠습니까?

다만, 어떤 직업에서는 기면증 환자의 주된 증상인 졸음이 문제가 될 수 있습니다. 이런 직업을 피하는 것이 좋습니다. 교대 근무, 야간당직을 서야 하는 일, 대중교통수단(버스, 기차, 전철, 비행기 등)을 운전하는 일, 장시간 고도의 집중을 요하는 일로 갑작스러운 졸음으로 큰 사고가 날 수 있는 일 등은 피하는 것이 좋습니다. 기면증의 경우, 약물로 증상을 조절하고 있는 중에도 예기치 못하게 심한 졸음이 나타날 수 있기 때문입니다. 그리고 환자 본인을 위해서도 안전하면서 자신의 능력을 더 잘 발휘할 수 있는 직업을 고르는 것이 좋을 겁니다. 이런 면에서 그 직업의 특성을 잘 이해하고 선택하는 것이 중요합니다.

기면증의 졸음을 조절하는데, 중간 중간 짧은 낮잠을 자는 것이 필요합니다. 대개 4시간에 한 번씩 15~20분 정도 낮잠(반드시 낮에 자는 잠이 아니더라도 짧은 잠)을 자면 이후에 맑은 정신으로 깨어 있기 더 좋습니다. 기면증 환자가 근무 중에 이렇게 짧은 잠을 잘 수 있는 여건이 마련되면 가장 좋을 것입니다. 한편, 자신의 업무 일정을 스스로 조절할 수 있는 분들이라면 이렇게 업무 일정을 운용하는 것이 좋습니다.

기면증 환자에게는 수면이 부족해지지 않고, 잠자는 일정을 규칙적으로 유지해서 수면을 조절하는 뇌 부위에 스트레스를 주지 않도록 하는 것이 좋습니다. 그러므로 가능하면 업무 시간을 규칙적으로 만들고, 시차가 많이 나는 곳으로 여행하는 것을 피하는 것이 좋습니다. 이런 생활은 일반인에게도 당연히 좋은 것입니다.

기면증 환자 자조모임 : 기면증 환우회

기면증 조기 진단의 중요성에 대해서 이야기하면서, 기면증에 대한 반응성 우울증에 대해서 이야기를 했습니다. 이런 내용에 대해서 서로 이야기를 나눌 수 있는 사람은 기면증 환자와 그 가족들일 것입니다.

기면증 환자들에게서 자조 모임이 중요합니다. 만성질환을 겪고 있는 사람들끼리 모여서 서로의 경험을 이야기하고 어떻게 어려움을 극복했는지 이야기를 나누는 것이 필요합니다. 서로에게 큰 지지가 됩니다. 우리나라에서는 네이버 카페에 '기면증 환우회' 준비 모임이 있습니다. 여기서 여러분이 질환에 대한 정보를 교환하고 서로의 어려움에 대해 도움이 되는 말을 나누며, 오프라인 모임을 갖는 것도 보았고, 필자 역시 저녁 모임에 한 번 참석하기도 했습니다. 이런 모임이 더 활성화되는 것이 중요하다고 생각합니다.

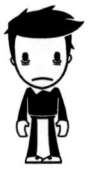

PART
10

내가 만난
기면증 환자들 :
치료 후기 모음

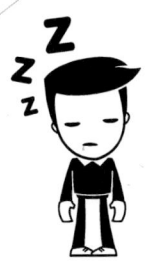

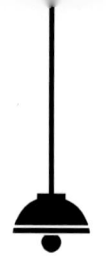

　필자에게 진료받은 후 기면증으로 진단받고 치료받고 있는 환자들의 치료 후기 중 일부입니다. 개인정보에 해당하는 부분은 삭제하였습니다. 구어체 문장을 맞춤법에 맞게 일부 수정하기도 하였습니다.

30대 남자 환자 : "꼭 치료받으시라고 전하고 싶네요"

　　　　　2월 말에 기면증 확진을 받았고, 현재 치료 중이고, 완치는 아직 되지 않는다고 하지만 원장님 처방대로 생활하고 있고, 만족하고 있습니다. 그리고 기면증 증상으로 힘들어하시는 분들 중에 병원 가기가 망설

기면증, 졸음에 대한 모든 것

여지는 분들이 많을 거라 생각합니다. 저도 그랬고요, 그런 분들께 3가지만 말씀드리고 싶습니다.

1. 받아들이세요.
2. 버티지 마세요.
3. 정신력, 의지가 약해서 그런 게 아니에요.

특히 한창 공부할 학생 또는 사회생활을 시작하게 될 분들 중에 기면증상이 있어서 힘드신 분들이 있다면, 꼭 치료받으시라고 전하고 싶네요. 왜냐하면 저는 그러지 못했고 그게 가장 후회가 되니까요

20대 여성 : "거의 인생이 바뀔 정도라는…… 말을 실감합니다"

저는 이번에 기면증 판정을 받고 치료를 받게 된 20대 여성입니다. 중학생 때부터 '자주 존다'라는 이야기를 많이 들었습니다. 처음에는 단순히 잠이 부족하거나, 잠이 많이 오는 체질인 줄 알았는데 그 상태가 많이 심각했습니다. 잠을 자더라도 학교 수업시간이나, 공부를 하거나 할 때 저의 의지와 상관없이 잠을 자게 되고, 저도 모르는 새에 스르르 잠들어버리고, 졸거나 하기 일쑤였습니다.

이런 저의 모습을 보는 주변의 시선이 너무 창피하고 부끄러웠고 스스로에게도 잠 하나 이기지 못하는 제 자신이 너무 싫고 자신감도 떨어졌습니다.

처음에는 정신적인 문제인 줄 알고 커피를 하루에 6~7잔을 마셔보기도 하고 커피로도 안 될 때에는 시중에 파는 3,000원 하는 에너지 드링크를 수도 없이 마셔보기도 하고, 잠을 깨우느라 팔을 꼬집어서 팔 전체가 검은 멍으로

온통 새까맣게 물들어보기도 해보았지만 정말 한순간뿐이고 또다시 졸음을 이기지 못했습니다.

정말 큰마음을 먹고 수면센터까지 와서 검사를 받고 결국 기면증 판정을 받았습니다. 처음에 원장님과 상담할 때에 정말 완전히 달라질 거라고, 거의 인생이 바뀔 정도라고 말씀하셨는데 정말 그 말을 실감합니다.

이제 약물 복용이나 이런 것을 통해, 그전에는 항상 졸음에 여지없이 무너지곤 했는데, 이제는 정말 거짓말같이 맑은 정신으로 모든 생활을 지내는 제 자신을 발견하고 스스로 신기합니다.

예전에는 커피나 에너지 드링크를 달고 살아도 힘겨워했는데 이제는 그런 것 하나 없이 쌩쌩하게 지내는 제가 되어 참 좋습니다.

그동안 의지 부족, 정신력 부족으로만 치부했었는데 더 이상은 그러지 않아 스스로가 편하고 다른 사람들을 바라볼 때에도 자신감이 생깁니다.

학부모: "성적도 많이 올라가고 생활도 너무 정상적"

우리 딸이 기면증이 있을 것이라고 생각하지 않고 병원 상담을 했는데 뜻밖에 기면증 판정을 받았습니다. 모든 분이 그렇겠지만 너무 뜻밖이라 당황스럽기도 했답니다. 선생님이(학교) '수업시간에 계속 잔다'라는 이야기를 듣고 병원을 찾은 것이기도 하지만요.

어쨌든 치료 후 딸아이가 달라졌다는 이야기를 많이 들었습니다. 더욱이 놀라운 것은 딸아이가 전과 다르게 공부에 욕심을 내기 시작했다는 것입니다. 아마도 공부하는 만큼 성적이 나오니 공부하는 것에 재미를 붙인 것 같습니다. 어쨌든 성적도 많이 올라가고 생활도 너무 정상적이 되어 아이 건강이나 학습 모두 만족하고 있습니다.

기면증, 졸음에 대한 모든 것

정말 혹시나 혹시나 기면증이라는 생각을 했었는데…….

고교생: "잃어버린 시간을 찾아 쓰는 기분"

기면증 증세가 의심되어 고민하던 차에 큰맘 먹고 찾아왔었는데 검사 결과는 역시 기면증이었습니다. 고등학교 진학하면서부터 졸음을 컨트롤하지 못하고 수업시간 내내 졸아서 많이 혼났는데 아무리 일찍 자고 일찍 일어나 보아도 고쳐지지 않더군요. 졸업하면 괜찮아질 줄 알았었는데 대학 졸업 이후 취직한 뒤에도 주간 졸림 현상은 시도 때도 없이 계속되었습니다. 직장생활에서도 많은 손해를 보았고요.

진단 이후 약을 먹은 초기에는 복용 후에도 약간의 졸음 등이 있어 효과를 의심했으나 하루하루 시간이 지나면서 오전 시간 그리고 식사 후 오후 시간에도 별다른 문제없이 맑은 정신으로 깨어 있을 수 있게 되었습니다.

업무 효율이 향상된 것은 말할 것도 없고 처음에는 근태가 좋지 않다고 주의를 주던 상사도 지금은 좋게 보고 또 인정받고 있습니다. 잃어버린 시간을 찾아 쓰는 기분입니다. 약 복용 후 입이 마르거나 소변에서 약 냄새가 날 때도 있으나 그 외의 부작용은 없습니다.

아침 출근 후 약을 챙겨 먹는 것이 일상이 되었네요. 지금은 기면증 치료를 받기 잘했다고 생각 중입니다. 의미 없이 소비하던 5~6시간을 되찾은 것 같네요.

40대 남성 : "버스와 충돌하여 차량을 폐차하는 커다란 사고"

평소 무산소호흡증이 있는 줄 알고 지냈으나 차량 운전 중 졸음으로 교통사고가 날 줄은 몰랐습니다. 출근 중 저도 모르게 졸음으로 중앙선을 넘어가 앞에서 오는 버스와 충돌하여 차량을 폐차하는 커다란 사고 후 주변의 소개로 수면센터에서 진료한 결과 코골이로 인한 수면무호흡증과 기면증이 있다는 사실을 알고서 양압기 사용과 기면증 치료 약을 복용하여 현재는 운전 중 졸음의 위험도 없으며 근무 중 졸음이 없어 근무에 충실할 수 있게 되었습니다.

 * 수면무호흡증과 기면증이 함께 있는 환자분으로 수면무호흡증에 대한 양압술 치료와 기면증 약물 치료를 함께하고 계시는 분

50대 남성: "한의원에서 한약을 먹으면서도 그때뿐"

중학교 때부터 수업시간에 항상 졸리고 기운이 없었다. 신경성이나 불면증으로 생각되어 종합병원 신경외과에서 CT촬영을 하였다. 단순 신경성 진단뿐이었다. ○○○ 한의원에서 한약을 먹으면서도 그때뿐이었고 내과에서도 간기능 때문에 그렇다고 답변을 받았다.

가족이나 친구들 모두 불치병으로 생각했다. 군 생활 도중에도 항상 졸고 직장생활 중에도 졸려 휴게실에서 1~2시간씩 자곤 했다. 그렇게 25년이 지난 지금 수면센터를 방문하여 수면검사를 하고 기면증이라는 걸 알게 되었다. 처방 약 반 알 혹은 심하게 졸리면 1알 먹으면서 현재는 일반인과 동일한 생활 패턴을 유지하고 있다.

선천적으로 간기능이 그리 좋지 않아 처방 약 복용을 우려했으나, 기존 간

기능치수 GDT, GOT(60, 80) → 복용 두 달 후 GDT, GOT(20, 30)로 오히려 더 좋아진 것이다. 내과의사 선생님도 놀랍다고 했다. 프로비질이 간기능에 부담을 주는 약은 아닌 것 같다.

정말 약 복용 후 새로운 세상을 얻은 것 같아 행복하다. 지난 25년 동안 기면증이라는 불치병을 모르고 생활한 내 자신이 바보스럽지만, 증상을 알고 처방을 통해서 제2의 삶을 살 것이다.

30대 여성 : "빨리 진단받으셔서 잠의 고통에서 벗어나십시오"

저는 중고등학교 때부터 잠이 많아서 제가 게으르다고 자책을 많이 하였습니다. 그래서 잠을 참고자 많이 노력하고 계속 잠과 싸웠지만 저의 완패였습니다.

수면센터에서 수면검사를 받고 제가 게으르고 나태해서 잠을 많이 자는 것이 아니라 기면증으로 잠에 빠져 있었다는 것을 알게 되었습니다. 약을 처방받고 난 후 더 이상 잠과 싸우지 않게 되었습니다. 저녁 후에 일찍 잠을 자지 않아도 낮에 생활하는 데 전혀 지장이 없게 되었습니다.

저와 같이 기면증으로 고생하고 계시다면 빨리 진단받으셔서 잠의 고통에서 벗어나십시오. ○○○수면센터를 알게 되어서 저에게는 행운이었습니다. 감사합니다.

고교생 학부모 : "표정도 환해지며 무엇보다 성적이 향상되어"

공부 욕심이 많은 아이가 수면 조절을 못 해 항상 졸린 듯한 표정을 보이고, 잠을 재워도 또 졸고 있었다. 학원이나 학교 담임선생님과 상담하러 가면 모든 분이 잠을 좀 재우라고 부탁하였다.

중학교 때 최상위권에 있었던 아이의 성적이 고등학교 때 떨어지고 아이가 너무 힘들어해 자꾸 엄마로서 아이 행동에 의심이 가서 혹시나 하는 막연함에 검사하게 되었다.

가족들은 '극성스러운 엄마'라고 만류했고 아이도 나를 '못 말리는 엄마' 취급하며 그래도 착한 아이라 검사에 순순히 응했는데 '기면증' 진단을 받게 되었다.

이해할 수 없었던 아이 행동에 대한 오해도 풀리고(시험공부를 하는 기간에도 아이는 계속 잤고 시험 보면서도 잤다고 함) 아이가 너무 밝아지고 표정도 환해지며 무엇보다 성적이 향상되어 사춘기 학업 성적에 대한 고민에 힘들어하던 아이가 삶에 의욕을 보여 너무 기쁘다. 가족들에게도 '좋은 엄마', '관심 많은 엄마'로 평가받고 아이도 이젠 나와 관계도 좋아져 기쁘다.

신 선생님께 감사드린다. 아이도 너무 감사해한다.

10대 여성 : "더 늦기 전에 병원을 찾아"

설마설마했다. 내가 기면증일 것이라고는 생각도 못 했다. 중학교 때부터 시작된 졸음은 수업 9교시 내내 찾아왔고 자리에 앉거나 책을 읽거나 멍하게 앉아 있으면 의지와 상관없이 쏟아졌다. 때로는 걸어 다니는 중에도 너무 졸려서 쉬어야 했고 TV를 보다가도 컴퓨터를 하다가도 졸곤

했다.

주변에서는 '기면증이 아니냐'고 했지만 기면증은 '길 가다가도 쓰러져 자고 자기가 자다 일어났는지 알지 못하는 거다'라고 들어서 '아닐 것이다'라고 했다.

그렇게 고등학교 2학년이 되었고, 입시를 앞두고 있기에 치료가 시급했다. 주변 분의 권유로 검사를 받아야겠다고 생각하여 이곳을 찾았다. 검사비용이 적은 비용이 아니므로 부모님께 죄송했지만 나의 삶에 가장 큰 문제이기에 검사를 받았고 기면증이라는 판정을 받았다.

먼저 약을 1주일 치 복용하도록 했는데 복용 기간 동안 차를 타고 멀리 갈 기회가 많이 있었다.

차만 타면 잠에 빠졌던 내가 졸지 않았고 이전에는 피곤한 것과 졸린 것이 구분되지 않았는데, 몸이 피곤한 것과 졸린 것이 구분되는 것을 느낄 수 있었다. 가만히 있으면 졸음이 쏟아져야 하는데 약을 복용 후 깨어 있게 되니 너무 기뻤다. 주변 친구들도 생생하고 달라진 나의 모습에 많이 놀라 했고 무엇보다도 내가 정상적인 생활이 가능해졌다.

학생인지라 시도 때도 없이 졸음이 오고 들어야 하는 수업 중에도, 시험 기간이라 공부해야 하는 중에도 졸음이 쏟아져 너무나 힘이 들고 낙심될 때가 많았는데 이제는 그럴 필요가 없을 것 같다.

고3이 아닌 고2 때 병원을 찾아 정말 다행인 것 같다.

나와 같은 고민을 가지고 있는 사람들이 더 늦기 전에 병원을 찾아 문제를 해결 받을 수 있기를 바란다.

10대 학생 : "진짜 나 빼고 다 이렇게 살았구나"

중학생 때부터 저는 무척 잘 졸았습니다. 수업시간에 조는 학생들 혼낼 때는 빠진 적이 없었습니다. 그냥 체질이거나 축구 때문에 그러려니 하고 무시한 채 생활했습니다.

외고 시험 1주일 전 심지어는 외고 시험 당일 듣기 시험 때, 깜박 조는 저를 보고 그냥 '좀 많이 한심한 놈인가 보다' 하고 대충 넘겼습니다.

중학교 때는 제가 잠에 갇혀 있는 시간 동안 애들은 놀았기 때문에 충분히 무시할 수 있었습니다.

그러나 고등학생이 되자 상황이 달라졌습니다. 성적이 계속 떨어지고 그럼에도 불구하고 계속 조는 걸 보고 그냥 난 애가 원래 이러나 보다 했습니다.

시험 전날 독서실에서 정신을 놓은 채 자버린 적도 여러 번 있었습니다. 그렇게 1년 반을 잠과 자포자기의 심정과 자아혐오에 갇혀 지냈습니다. 기면증이란 걸 전혀 모른 채 그냥 한심한 놈은 원래 결심하고 뒤돌아서면 조는가 보다 했습니다.

그러다 그냥 될 대로 돼라지 하는 심정으로 어쩌다 병원에 왔고 이런 이상한(?) 병에 대해 알게 됐습니다.

이젠 더 이상 시험 보다 자버리는 미친 짓이나(졸다가 날려버린 영어 시험 접수비도 장난 아님), 하루 12시간을 자놓고도 조는 짓이나, 서서 자는 상상 불가능한 짓은 하지 않게 됐습니다. 잠에 갇힌 1년 반이 아깝지만 지금이라도 알아서 다행이려니 하고 있습니다.

좀 상상 외로 조시는 분들은 빨리 잠의 노예에서 해방되세요.

진짜 나 빼고 다 이렇게 살았구나 하는 생각에 놀랍니다.

10대 여학생 : "기말시험에서 주요 과목 만점"

기면증, 졸음에 대한 모든 것

어릴 때부터 잠이 많았던 아이가 중학교에 진학하게 되었다. 시험 때 며칠 공부하면 잘 나왔던 초등학교 성적과 달리 책상에 앉으면 졸기만 해선지 성적이 떨어지기 시작했다. 매일 엄마의 잔소리에 졸지 않으려는 아이의 노력도 있었지만 잘 되지 않아 수면센터를 찾게 되었다.

수면검사 후 약을 먹기 시작한 아이는 여전히 잠이 많았지만 책상에 앉아 있는 시간엔 졸지 않았다. 학교와 학원의 수업시간에도 졸지 않아선지 중3 중간·기말시험에서 주요 과목들을 만점을 맞으며 성적이 올라갔다. 성적이 올라가서도 좋지만 늘 잠 속에 헤매는 모습에 잔소리로 하루를 보내던 생활이 바뀌게 되니 좋았다.

40대 남성 : "큰 웃음을 지으면 다리에 힘이 풀리는 증상"

평소에 자주 졸음이 오고, 서 있기도 하고 세수를 하고 와도 참을 수 없을 정도의 의지와 상관없는 졸음이 와서 병원을 찾게 되었습니다. 그리고 갑자기 큰 웃음을 지으면 다리에 힘이 풀리는 증상도 눈에 힘이 빠지는 증상도 생활하는 데 불편해서 병원을 찾게 된 이유입니다.

약 복용 후 우선 졸음이 거의 사라졌습니다. 물론 수면이 좀 부족한 날은 졸리기도 했지만 제 의지로 조절이 가능하다는 게 그전과 달랐습니다.

다리에 힘이 풀리고 눈에 힘이 빠지는 증상도 많이 줄어들었고 아무튼 의지와 상관없는 졸음이 큰 스트레스였는데, 저와 같은 증상으로 고민하신다면 진료를 꼭 받으시길 강추 드립니다.

기면증 환우회
카페를 통해서
받은 질문과
그에 대한 답

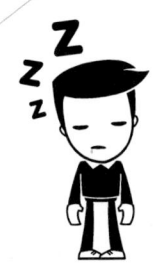

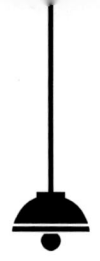

기면증 관련 책을 쓰면서, 실제 기면증 환자들이 궁금해하시는 것이 어떤 것인지 알고 그에 답하고자 네이버 기면증 환우회 카페에 공고를 냈습니다. 그리고 일주일 동안 환자분들로부터 기면증에 대한 질문을 받았습니다. 그중 일부를 원고에 싣습니다. 질문 내용 중 개인정보에 해당하는 것이나 질문의 흐름과 무관한 내용은 필자가 임의로 삭제하거나 변경하였습니다.

첫 번째 질문자

Q 집중력을 키우면 이겨낼 수 있을까요?

A 기면증의 증상으로 집중력이 떨어질 수 있습니다. 그것은 졸음 때문이지 원래 집중력이 없는 사람이라서 그런 것은 아닙니다. 충분한 수면을 취하고 쉬고, 운동하며 건강관리 잘해야 합니다. 기면증 관련 졸음이 조절되어야 집중력이 유지됩니다. 기면증 관련 증상은 약으로 조절해야 합니다.

Q 저는 기면증이 잠자는 병 이외에 쉽게 피곤해지는 병이라는 생각이 들었습니다. 다른 사람들보다 횟수를 늘려 자주자주 잠깐씩이라도 잠을 자면 현상이 덜해질까요?

A 기면증은 쉽게 피로해지는 것이 아니고 졸음이 많은 병입니다. 졸음과 피로는 다릅니다. 활동하시는 중간 중간에 졸음이 오면 15분 내외의 낮잠을 자는 것은 도움이 됩니다.

Q 기면증은 렘수면이 다른 사람들보다 더 빨리 나오는 것이라 들었는데 렘수면을 조율하는 게 어떤 부분이며 그 부분을 수정하여 병을 고칠 순 없을까요?

A 렘수면은 우리 뇌의 시상하부라는 곳의 수면중추에서 조절합니다. 그 부분에 작용하는 하이포크레틴이라는 물질이 적게 만들어지는 것이

기면증의 원인입니다. 하이포크레틴이 자연적으로 충분히 만들어지지 않아서 생기는 병입니다. 이걸 근본적으로 치료하기 위해서 줄기세포 치료 등 여러 가지 첨단 연구가 진행 중입니다.

Q 기면증의 졸음이 혹시 '간' 과 연관이 있나요?

A 많은 기면증 환자분들이 기면증 진단 전에 간기능 검사를 해보십니다. 간기능이 떨어진 것이 피로의 원인이라는 인식이 있는 것 같습니다. 기면증은 피로가 아니고 졸음이 문제인 상태이며 간기능이 나쁜 것은 아닙니다.

Q 기면증 약에 카페인이 들어가 있나요?

A 기면증 치료제에 카페인 성분은 없습니다. 한편, 카페인이 졸음을 조절하는 데 일부 도움은 되지만, 기면증 환자의 졸음을 조절하기는 역부족입니다. 그래서 기면증에 맞는 전문 치료제를 드셔야 합니다.

Q 약을 1년 정도 먹어 봤는데…… 효과를 잘 모르겠더라고요. 사람 따라 약물 효과가 다른가요?

A 기면증 치료제는 병을 완치시켜 주지 않습니다. 약을 드시면 그날만 약 12시간 정도 효과가 있습니다. 다음 날 약을 안 드시면 다시 졸립니다.

만약, 약을 드시고 나서 2시간이 지나도 졸음이 전혀 줄어들지 않는다면 약물 용량을 늘려보아야 합니다. 그리고 모다피닐이라는 치료제 외에 다른 치료 약물을 추가해보아야 합니다.

Q 사람마다 잠을 깨는 주기가 다르다고 하던데 혹시 그 주기에 맞게 잠을 자고 깨면 기면증의 졸음증상이 덜할 수 있나요?

A 모든 사람에게는 수면주기가 있습니다. 그 주기에 맞추어주시면 잠의 질이 분명 더 좋아집니다. 그러나 수면주기 조절로 졸음증상이 줄어드는 데는 한계가 있습니다.

Q 사람마다 반드시 자야 하는 잠의 시간이나 기준이 있나요?

A 사람마다 생리적으로 필요한 잠의 양은 다릅니다. 대개는 7~8시간(성인 기준)입니다. 그러나 8시간을 자는데도 계속 졸음이 있다면 수면량을 9시간 이상으로 늘려야 합니다.

Q 기면증은 유전되는 질환인가요?

A 기면증은 유전성이 있습니다. 그러나 확률은 1~2%로 높지 않습니다. 혹시 가족 중에도 졸음이 심한 분이 있다면 기면증을 의심해볼 수 있습니다.

두 번째 질문자

Q 안녕하세요. 원장님, 처음 뵙겠습니다.

마침 제가 궁금한 게 있는 시점에 쪽지가 와서 이렇게 문의 드립니다. 전 지금 29살로 고등학교 때부터 졸음에 시달리다가 21살쯤 주간졸림증 판정을 받고 작년 초에 다시 수면다원검사를 해서 기면증으로 확진 판정을 받았습니다. 확진 판정 이후에 프로비질 1.5~2알과 다른 약 한 알[작은 살색+회색 캡슐에 들어 있는 약주: 벤라팍신, 탈력발작 치료제)인데 이름을 잘 모르겠네요] 이렇게 먹어왔는데 너무 약물에 의존성이 생기는 것 같아 올해 8월부터 약을 다 끊었습니다.

더 자세히 설명 드리자면 8월 달부터 1달간 육군훈련소에서 4주 훈련과정을 거쳤습니다. 그 한 달간 힘들게 약을 끊었는데 훈련소 퇴소 직후에는 약을 먹지 않음에도 불구하고 오히려 약을 먹었을 때보다 몸이 호전되어 기면증이 거의 나은 게 아닐까 하는 생각까지도 했습니다.

A 기면증으로 진단 후에 모다피닐과 벤라팍신으로 치료받으셨던 걸로 보입니다. 약물용량을 보아 증상이 심했던 걸로 보입니다. 훈련소 생활 중에 약물 없이 지내시느라 고생을 많이 하셨을 것 같습니다.

훈련소 퇴소 직후에 몸 상태가 좋았던 것은, 생활이 단순해지고 운동을 많이 하면서 체력이 좋아져서 졸음증상이 줄어든 걸로 보입니다(과로하지 않고 충분히 운동하고 규칙적인 생활을 하면 기면증 증상이 상당히 호전됩니다. 그래서 기면증이 있는 분들은 약물 복용 외에도 충분한 휴식, 규칙적인 생활을 하시도록 해야 합니다).

훈련소 퇴소 후 몸 상태가 호전된 걸 보고 만약 어떤 사람이 그전에 했던 어떤 행위(약물 치료 혹은 다른 어떤 것)가 기면증을 완치했다고 이야기하는 것은 논리적으로 비약이 심한 것입니다. 실제로 필자가 진료하는 기면증 환자들 중 상당수가 체력이 좋아지고 생활에 여유가 생겨서 충분히 쉬면서 약물을 복용하지 않고 상당히 긴 기간 동안 잘 지내십니다. 저는 이런 상태를 보고 '기면증을 완치했다'라고 말하지 않습니다. 기면증은 뇌의 기능적 상태입니다. 증상은 여러 가지 환경에 따라 수시로 변합니다.

Q 그러나 다시 사회로 복귀해 회사에 다니고 공부를 병행하는 삶을 1달 정도 지속하니 점점 증세가 악화되어 한 1주 정도 전부터는 아주 심한 졸음증세가 나타나고 있습니다.(훈련소 시절 땐 하루에 8시간 정도 수면을 취했고 지금은 그 절반 정도입니다.) 근데 거기에 더해 기존에 없던 증상까지 나타났는데 혀가 약간 어눌해지는 증상이 발생했습니다. 주변 사람이 듣기에도 티가 날 정도로 발음이 약간 부정확해집니다.

A 사회 복귀하면서 생활이 바빠지고 수면시간을 4시간 정도로 줄이면서, 기면증과 관련된 졸음증상과 탈력발작 증상이 나타나고 더 심해진 걸로 보입니다. 기면증 환자의 경우, 탈력발작 증상 중 하나로 발음이 어눌해지는 경우가 있습니다. 또 심하게 졸리면 보통 사람도 혀가 어눌해지는 느낌을 받는 것처럼, 졸음 때문일 수 있습니다. 지금 상황에서는 수면시간을 늘리고 충분한 휴식을 취하는 것이 필요합니다.

Q 항상 그런 건 아니고 어제랑 그제까지 한 2일 정도 이런 증상을 느꼈습니다. 기존의 없던 증세에 깜짝 놀라 인터넷에서 검색해보니 약간 뇌졸중 초기증세 비슷한 증세 같았습니다. 기면증과 뇌졸중을 같이 검색해보니 둘이 서로 연관이 있는 것

같기도 했고요. 제가 원장님께 궁금한 점은

① 혹시 기면증에서 발전해서 이런 식의 증세가 나타나기도 하는지 궁금하고

🅰 기면증이 악화되어서 그런 것은 아닙니다. 단지 현재 졸음이 매우 심한 것입니다.

🆀 ② 이 시점에서 제가 어떤 행동을 취해야 하는지 궁금합니다(예를 들어, 약을 다시 먹어야 한다거나 아니면 뇌 MRI검사를 받아봐야 하는지 등).

🅰 기면증 약을 다시 복용하셔야 합니다. 약을 복용해서 졸음이 많이 줄어 들었음에도 혀가 어눌해지는 증상이 나타난다면 뇌영상 검사 등을 받 아보시는 것이 좋습니다.

🆀 ③ 그리고 혹시 한약으로 완치가 되는 경우도 있는지 궁금합니다. 일단 저는 양 약을 힘들게 끊었기 때문에 다시 먹기가 두려워 한약을 한번 생각 중에 있었 습니다.

🅰 한방에서 이야기하는 심한 졸음증상을 보이는 병이 현대 수면의학에서 이야기하는 기면증인지 아닌지도 불확실합니다. 제 경험으로는 한약 으로 기면증이 완치되었다는 환자를 본 적은 없습니다. 제 환자 중 한 분(20대 초반, 남성)은 기면증을 완치해준다는 한의원에 다니면서 6개 월 동안 400여만 원을 들여 한약을 복용하고 한방 치료를 했습니다. 그 러나 한약을 복용하고 한방 치료를 하는 6개월 동안에도 여전히 졸음

기면증, 졸음에 대한 모든 것

이 있었고, 약을 다 먹은 후에도 졸음이 지속되어서 다시 우리 병원을 다니면서 모다피닐을 드시고 있습니다. 현재, 기면증 치료제를 복용하고 있으며 일상생활을 방해하는 힘든 졸음을 겪지는 않습니다.

그분이 한방 치료를 하게 된 계기는, 약을 계속 먹는 것에 대해서 막연히 몸에 해롭지 않을까 하고 걱정하시는 부모님 때문이었습니다. 그리고 완치가 될 수 있다고 그 한의원에서 이야기했기 때문이라고 했습니다.

기면증 한방 치료와 현대 의학 치료를 비교할 때는 효과와 비용도 고려해보아야 합니다. 기면증은 국민건강보험법에 따라 산정특례질환이며 그래서 일단 진단이 되면 전체 약값(치료비)의 10%만 본인 부담입니다. 한 달에 약값으로 7,500원 정도만 본인이 부담합니다. 한 달 치 한약은 얼마나 할까요? 그리고 정말 완치가 될까요? 스스로 생각해보시기 바랍니다.

세 번째 질문자

Q 제가 컴퓨터를 보거나 아니면 길을 걷다가 나타나는 현상인데요. 갑자기 사람이 두 명으로 보인다거나 초점이 안 맞는 것처럼 보입니다. 이건 어떤 증상인가요?

A 기면증의 증상 중 탈력발작이 약하게 나타날 때는, 안구 운동을 조절하는 근육에도 힘이 빠지거나 조절이 불완전해지면서 흐릿하게 보이는 경우가 있습니다. 물론 안과도 가보시고 다른 원인도 찾아보아야 하겠지만, 당장은 이렇게 설명할 수 있습니다.

Q 그리고 제가 복용하는 약은 이펙사와 프로비질입니다. 그럼에도 이런 현상이 나타

납니다. 어떻게 해야 할까요?

A 약물을 드시고 계시지만 충분한 양을 복용하지 않을 경우에는 증상 조절이 제대로 되지 않습니다. 약물의 양을 늘려보시는 것도 한 방법입니다. 프로비질은 2알까지 처방 가능합니다.

네 번째 질문자

Q 환우들을 위해 이렇게 힘써 주셔서 감사합니다. 쪽지를 보고 평소 궁금했던 것에 대해 질문 드리려고 하는데요, 현재 모다피닐 1알과 이펙사 1알을 복용 중입니다. 예전에는 별다른 부작용이 없었으나 최근 들어 심장 두근거림, 우울증, 소화불량 등 부작용이 나타나더군요. 꾸준히 복용하였음에도 이런 경우가 있나요?

A 약물 부작용입니다. 심장 두근거림, 소화불량 등이 나타날 수 있습니다. 담당 의사 선생님께 이야기해서 보조제 등으로 조절해달라고 해보십시오.

Q 병역 문제를 위해 혈액과 소변을 채취해 검사를 받았는데 음성 판정을 받았습니다. 모다피닐과 이펙사의 농도가 낮아 잘 검출되지 않는다고 하던데 이 경우가 그런 경우일까요?

A 약을 드신 지 오래된 상태라면 몸 밖으로 배출되어 검출이 안 될 수 있습니다. 그래서 신체검사 전날과 당일에도 꼭 약을 드시고 가셔야 합니다.

다섯 번째 질문자

Q 선생님 안녕하세요? 저는 26살 회사원입니다. 요즘 병원을 가봐야 할지 너무 고민이 되어 이렇게 메일을 보내게 되었습니다. 고등학교 때부터 잘 졸고 했었는데, 어머니도 졸음이 많으시고, 기면증에 대한 인식이 낮아 몰랐었습니다.

A 고교 무렵부터 졸음이 있었다면 기면증의 일반적인 경과와 일치합니다. 대개 그때부터 증상이 시작됩니다.

Q 대학교 다니면서도 전공 특성상 밤새워 일하는 경우가 많아 졸아도 잠이 부족한가 보다 생각했어요. 또 잠깐씩 졸아도 2~3일 밤새우는 것도 끄떡없었고요. 예체능이다 보니 정말 재미있고 좋아하는 일이라 더 잘 버틴 것 같습니다. 올해 26살에 회사에 들어오니 제가 정상이 아니라는 게 심하게 느껴지네요. 오전, 오후, 식후 할 것 없이 잠깐 긴장 풀면 바로 졸아버렸습니다. 심할 때는 하루에 5~8회 정도로요. 전날 푹 못 잔 날은 조는 시간도 길었고, 대표님이 있는 회의시간에도, 현장에서서도 계속 정신을 못 차린 적도 있습니다. 잠을 푹 잔 날도 어김없이 2번 이상 졸음이 왔습니다. 컨디션이 좋고 신입의 긴장감이 있던 초기 4개월은 티가 많이 나지 않게 잘 버티다가, 최근 2~3개월간 정신없이 졸아 정말 자존감도 자신감도 다 떨어지고 너무 우울하고 창피했습니다. 또 밤에 좋아하는 것을 하면 눈이 또랑또랑하고 잠이 잘 안 와요.

A 심한 졸음이 있고 그래서 업무에 지장이 있는 걸로 보입니다. 분명 질환으로 의심하고 진단과 치료를 해야 하는 상황입니다. 기면증 환자분들은 기면증의 특성상 밤에는 심하게 졸리지 않고 잠을 잘 못 자는 경우

가 많습니다.

Q 낮에 깨어 있으려 했지만 커피도 소용이 없고, 잠깐 세수하고 와도, 졸음 껌을 먹어도, 안 피우던 담배를 피워봐도, 아무런 효과가 없어서 4일 전부터 아침 출근하자마자 레드불 한 캔, 점심 먹고 한 캔 이렇게 하루에 2캔씩 먹으면서 버티고 있습니다. 카페인이 총 125밀리그램이지만 며칠 안 되어서 그런지 당장은 부작용도 없고 효과가 아주 좋네요.

A 기면증의 졸음은 카페인으로 완전히 조절 안 됩니다. 처음에는 효과가 있다가 계속 드시면 내성이 생겨서 점점 졸음이 나타납니다.

Q 보통 사람들보다 주체할 수 없이 낮에 졸음이 오는 건 맞지만, 컨디션이 좋을 때는 안 조는 날도 있습니다. 전 탈력발작도 없고, 주기적인 불면증도 없고, 몸도 건강합니다. 하지만 약이 정말 필요한 순간이 있습니다.

A 탈력발작이 없는 기면증이 50% 정도 됩니다.

Q 저의 고민은 기면증 증상이 상대적으로 심하지 않다고 생각하고 있고(저 혼자 생각이지만요), 또 현재 넉넉한 형편도 아니어서, 실비+종신보험을 들고 희귀난치병 진단을 평생 안고 가는 것이 너무나 부담이 됩니다.

A 대부분 환자분들이 보험에 가입하고 오셔서 진단과 치료를 받습니다. 기면증은 만성질환이라서 진단 후에는 보험 가입이 까다롭습니다.

Q 기면증 진단을 받지 않고, 무겁지 않은 처방으로 저에게 도움이 될 만한 치료가 있을까요?

A 몇몇 환자분들이 검사를 받지 않고 약물도 처방받지 않고 생활습관을 바꾸는 방법으로 기면증을 조절할 수 없겠느냐고 문의합니다. 이 책 내용 중 '기면증, 약 이외의 방법으로 조절하기' 편이 도움이 됩니다. 그러나 진단받고 약물 치료를 받으시는 것이 가장 좋습니다. 졸음으로 사고가 나지 않는다고 하더라도, 늘 졸면서 지내는 것은 인생을 제대로 사는 것이 아닙니다. 자신의 능력을 제대로 발휘하지도 못하고 삶의 여러 측면을 제대로 느끼지 못하기 때문입니다. 기면증상은 나이가 들면서 줄어들고, 일정 기간 후에는 더 이상 증상이 없어서 약을 안 드시는 분들도 있습니다. 그러므로 한 번 진단을 받았다고 평생 기면증 환자로 남는 것은 아닙니다.

Q 검사해봐야 알겠지만 만약 확진이 안 된다면 다른 치료를 받을 방안이 있을까요?

A 졸린다고 모두 기면증은 아닙니다. 기면증 진단을 위한 검사는 사실 졸음의 다양한 원인을 탐색해가는 과정이며, 그 결과 기면증으로 진단될 수도 있고 그 외 다른 질환으로 진단될 수도 있습니다. 꼭 검사받고 치료받으십시오. 인생이 달라집니다.

Q 이렇게 글을 읽어주셔서 너무 감사합니다. 답변을 주시면 큰 도움이 될 것 같습니다.

여섯 번째 질문자

Q 안녕하세요. 기면증 진단을 받은 환자입니다. 환우협회에서 글을 보고 이렇게 메일을 보냅니다.

① 식구들에 비해 소화력이 떨어지며, 위가 늘어나 있고, 장기능도 많이 떨어져, 대변을 힘들게 봅니다. 기면증은 뇌에서 수면을 컨트롤할 수 없어, 시도 때도 없이 자는 병으로 알고 있습니다. 상관관계가 있을까요?

A 프로비질 자체가 위장 장애를 유발할 수는 있습니다. 변비와는 관련이 없어 보입니다. 위장장애 증상이 심하다면 약물을 처방하시는 주치의 선생님께 말씀드리고 위보호제 등을 함께 처방받아서 드시면 도움이 됩니다.

Q ② 프로비질을 먹고 있는데, 주말이나, 휴가 때는 먹지 않습니다. 먹지 않고 24시간 정도 지나면 혈압이 50~80이지만, 프로비질을 먹으면, 75~110 정도로 변합니다. 프로비질을 먹지 않고 운동을 하면 100~130까지로 변화가 생깁니다. 혈압의 변화가 이렇게 심하면 심장이나 내장에 문제가 생기지 않을까요?

A 프로비질이 교감신경을 자극해서 혈압을 올릴 수 있습니다. 혈압 변화 자체가 문제가 아니라 최고, 최저 혈압의 수치입니다. 상황에 따라서 혈압이 바뀌는 것은 당연하고 그 사람의 교감신경계가 건강하다는 의미입니다. 고혈압 기준 정도까지 혈압이 상승한다면 프로비질을 줄이거나 고혈압 치료제를 드셔야 합니다.

Q ③ 약들에는 반감기라는 것이 있는 것으로 알고 있습니다. 프로비질과 안정제나 수면제와는 상반된 기능을 하는 거 같은데 반감기 전에, 즉 하루 사이에 아침에는 프로비질, 밤에는 수면제를 복용한다는 건 약 효과를 떨어트리고 과다복용을 초래하진 않을까요?

A 그럴 수 있습니다. 그래서 가능하면 프로비질을 꼭 필요한 용량만 복용하고, 밤에 수면제 없이 주무시도록 해야 합니다. 프로비질의 반감기는 11~12시간 정도 됩니다. 통상적인 수면제의 반감기는 8시간 혹은 그 이상입니다. 프로비질 복용 후 불면증상을 경험하는 경우에는 가능한 한 아침 일찍 프로비질을 복용하시는 것이 좋습니다.

일곱 번째 질문자

Q 안녕하세요. 저는 올해 33세 남자고요. 1년 전인가 수면장애가 있는 거 같다는 애인의 권유로 우연히 검사까지 해서 기면증 확진을 받았는데요. 현재는 프로비질과 약 이름이 생각이 잘 안 나는데 복용하고 있습니다(초록색 알약, 흰색 알약). 일단 약물 복용 전과 복용 후가 확실히 다른데요.
약을 먹으면 그날은 식욕이 없어집니다. 배는 고픈데 입맛이 없어서 억지로 먹고 그래요. 쉬는 날에는 약을 복용하지 않는데요. 그때는 식욕이 폭발하거든요. 몸은 172센티미터에 65킬로그램이라 비만도 아니고요. 그런데 카페에 어떤 분은 식욕은 괜찮다고 하는 분도 계시고, 어쩔 수 없이 안고 가야 되는 건지, 운동으로 극복이 가능한 건지 궁금합니다. 아니면 다른 방법이 있는지요.
하루 이틀도 아니고 1년 내내 그러니까 정말 힘듭니다.

A 약물 부작용 중에 식욕저하가 있습니다. 다른 분들도 그런 증상을 호소하십니다. 개인차도 있습니다. 적응이 되면 좀 줄어듭니다. 한편, 질문하신 분이 드시는 약 중에 탈력발작 조절 용도로 드시는 약 중 어떤 것은 식욕을 더 떨어뜨릴 수 있습니다. 담당 선생님께 이런 점을 상의하셔서 약물을 변경할 수도 있습니다.

Q ② 약 복용 후 10~20분 정도가 굉장히 졸립니다. 저만 그런가요?

A 약 효과는 1시간쯤 지나야 본격적으로 나타납니다. 그때까지는 졸음을 느낄 수 있습니다.

Q ③ 연구가 어떻게 되고 있는지 모르겠는데 유전이 되는 병인지 궁금합니다.

A 유전성이 약간 있습니다. 1~2% 정도 확률입니다. 아주 낮습니다. 이 책에 기면증과 유전에 대한 부분이 있습니다.

Q ④ 제가 고등학교 미술 전공자여서 잠자는 주기가 일정하지 않았습니다. 밤도 많이 새우고요. 대학 전공도 미대여서 같은 생활을 했고요. 군대 가서는 의무경찰기동대에 근무했었는데 생활의 절반은 철야를 하고 버스 의자에서 잤습니다. 현재는 광고제작을 하고 있는데 특성이 밤샘 작업이 많아서 잠이 좀 부족한 편입니다. 물론 패턴도 일정하지 않고요. 이런 생활로 인해 기면증이 생긴 건지, 아니면 상관없이 갑자기 발병하는 건지 궁금합니다.

기면증, 졸음에 대한 모든 것

A 밤을 새우거나 잠을 부족하게 하는 것은 좋지 않습니다. 수면이 부족해지면 기면증 증상이 심해집니다. 그래서 하루 8시간 이상 충분히 자고 밤을 새우지 않는 것이 좋습니다. 기면증 환자에게 교대 근무, 밤샘 근무는 좋지 않습니다.

고등학교, 대학교 다닐 때 밤을 많이 새운 것이 발병 원인인지는 명확하지 않습니다. 그러나 밤을 새우는 것이 뇌의 수면 – 각성 중추에 심각한 스트레스를 주는 것은 틀림없습니다. 어떤 연구자는 밤을 새우는 것이 원인일 수 있다고 이야기하기도 합니다.

Q ⑤ 저는 제가 누굴 웃길 때 탈력발작이 일어나는데(물론 약물을 복용하면 없어짐) 그리고 입면 환각(?)이었나요? 꿈과 현실의 반반을 느끼는 그런 것, 말로 표현이 힘드네요. 가위눌림도 있고요. 근데요, 꿈을 꾸잖아요. 그런 때와 장소가 굉장히 허황되고 말도 안 되는 그런 상황들이 있잖아요. 근데 저는 그 꿈에 나타난 인물들을 제가 원하는 인물로 컨트롤할 수 있고 상황을 제가 원하는 방향으로 이끌 수 있어요. 모든 걸 컨트롤할 순 없지만요. 그리고 이게 꿈이구나 하는 걸 10번 중에 6번 정도는 알아요. 이거 제가 무언가 이상한 건가요? 이게 기면증과 관련된 현상인 건지가 알고 싶습니다.

A 꿈에 대해서 일정 부분 의지로 조정이 가능합니다. 그리고 탈력발작, 입면 환각 등도 기면증 증상입니다.

Q ⑥ 불치병에서 언제쯤 완치될 수 있는 병이 될까요? 연구가 어느 정도 진행되고 있는지, 그냥 선생님 생각이 좀 궁금합니다.

A 아직 연구 중입니다. 저도 언제쯤 완치될 수 있을지는 모릅니다. 그날이 빨리 왔으면 합니다. 이 책의 기면증의 새로운 치료 파트에 기면증 치료에 대한 첨단 연구가 소개되어 있습니다.

Q 읽어주셔서 감사합니다.

책 내시면 제목 한번 알려주세요. 사서 볼게요.

참, 바쁘시면 일일이 답 안 해주셔도 돼요.

기면증, 졸음에 대한 모든 것

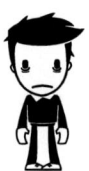

졸음은 심하지만,
기면증은 아닌
경우들

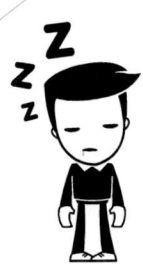

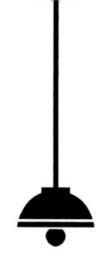

수면시간이 절대적으로 부족한 경우

단기간 지속되는 심한 낮 동안 졸음의 가장 흔한 원인이 수면시간 부족입니다. 수면클리닉을 찾아온 30대 초반의 직장인 이야기를 해보겠습니다. 심한 졸음 때문에 직장생활이 힘들다고 내원했습니다. 이렇게 졸음이 있은 지 얼마나 되었는지 물어보니 2주 정도 되었다고 합니다. 그전에는 이런 적이 없었는지 물어보니 그런 적은 없다고 합니다. 최근 2주 동안 어떤 생활상의 변화가 있는지 물어보았습니다. 증권사에 근무하는 분인데, 월말에 있을 승진 시험을 대비하기 위해서 하루 4시간씩 자면서 공부를 하고 있다고 했습니다. 증권사 업무도 상당히 힘든 편이고 야근도 자주 하는데 최근 2주부터 시험 대비하느라 아침 일찍 일어나서 공부를 하다 보니 수면시간이 그전보다 2시간 정도 줄었다고 했습니다. 그분은 자신에게 기면증이 발병한 것은 아닌가 걱정하고 있었습니다.

기면증 진단을 내릴 때 감안할 것 중 하나가 심한 졸음증상이 있었던 기간입니다. 그 기간이 적어도 3개월은 지나야 합니다. 단기간 동안 나타나는 졸음은 수면시간 부족 때문에 생기는 경우가 많고 피로 누적도 원인일 수 있습니다.

수면부족을 보이는 분들 중, 주중과 주말의 수면시간 차이가 2~3시간 정도로 나타나는 경우도 있습니다. 바쁜 주중에는 잠을 줄이다가 주말에는 부족한 잠을 보충하기 위해서 늦잠 혹은 낮잠을 자는 경우가 있기 때문입니다.

수면시간 자체가 부족한 경우, 말하자면 여러 가지 사유로 잠을 심하게 줄이게 되면 기면증을 포함한 과다수면병이 발병할 위험이 높아집니다. 기면증의 원인에 대해서 여러 가지 가설이 있지만 그중 하나가 갑작스럽고 심한 수면부족입니다. 여러 가지 사유로 잠을 줄인 경우에 심한 졸음과 함께 과다수면병이 발병했다는 사례도 여럿 보고되어 있습니다.

단기간 지속되는 심한 졸음이 있는 경우, 수면시간을 8시간 이상으로 늘려서 2주 이상 지내보시는 것이 필요합니다. 그럼에도 졸음이 지속된다면 수면장애를 의심해보아야 합니다.

장시간 수면자(long sleeper)

사람들마다 정상적인 생활을 하기 위해서 꼭 필요한 수면시간(적정 수면시간)이 다를 수 있습니다. 보통 사람의 경우, 적정 수면시간은 7~8시간입니다. 그런데 어떤 사람들은 하루 10시간 이상의 수면을 취해야 생활이 가능한 경우가 있습니다. 10시간 이하로 수면시간을 줄인 상태로 오래 지내게 되면 수면부족이 가중되면서 낮 동안 심한 졸음을 느끼게 되는 겁니다. 장시간 수면자가 보통 사람처럼 8시간을 자면, 그 사람 기준으로는 수면부족 상태가 되면서 심한 졸음을 느끼게 되는 겁니다. 비교적 자유로운 생활을 할 때는 10시간 이상을 잘 수 있어서 졸음을 느끼지는 않겠지만, 학교 생활이나 직장생활을 하는 경우에는 잠을 8시간 정도로 줄이게 되면서 심한 졸음을 느낄 수 있는 겁니다.

장시간 수면자의 경우에는 수면검사, 주간검사상 특이 소견이 발견되지 않고, 수년에 걸쳐 10시간 이상의 긴 수면시간이 지속되는 것이 특징입니다. 유전적인 소인이 있습니다. 전체 인구의 5% 내외에서 나타난다고 알려져 있습니다.

우울증이 있을 때도 심한 졸음이 나타난다

우울증이 있는 사람들은 잠을 잘 못 잡니다. 불면증상은 우울증의 중요한 특징 중 하나입니다. 그런데 우울증 중에서 특별한 유형은 오히려 잠을 많이 잡니다. 이를 '비전형우울증'이라고 부릅니다. 비전형우울증이 있는 환자는 낮 동안 졸음이 있으나 아주 심하지는 않습니다. 낮잠을 자도 졸음이 없어지지 않고, 전체적으로 수면시간이 깁니다. 그리고 잠을 자도 계속해서 졸리고 잠에 취한 듯한 느낌이 듭니다. 그리고 우울한 기분이 주된 특징입니다.

의사들도 우울증과 기면증을 포함한 과다수면질환을 구분하기 힘듭니다. 그래서 환자의 병력에 대한 주의 깊은 면담이 필요하고 임상 경험도 중요합니다. 또 수면검사와 주간검사를 통해서 감별합니다. 우울증 환자의 수면검사 결과를 보면 다음과 같습니다. 얕은 수면인 1단계 수면이 많습니다. 깊은 잠인 서파수면이 적습니다. 그리고 낮 동안 졸음을 객관적으로 평가하는 주간검사를 해보았을 때 잠들 때까지 걸리는 시간이 정상인과 큰 차이가 없습니다. 비전형우울증 환자들의 경우, 대부분의 시간을 잠을 자려고 하기보다는 '쉬려고' 하는 경향을 보입니다. 그리고 우울증상이 겨울철에 더 심해지기 때문에 '졸음'도 이때 더 심합니다. 우울증 치료제를 복용해서 우울증이 치료되면 졸음도 함께 없어지는 것이 다른 점입니다.

한편, 기면증을 포함한 과다수면증과 우울증이 겹치는 경우도 있을 수 있습니다. 이럴 경우에는 복합적인 치료가 필요할 수 있습니다.

만성피로증후군과 기면증은 어떻게 다른가?

만성피로증후군은 잠을 자거나 쉬어도 해소되지 않는, 지속적이고 반복적인 피로가 특징입니다. 만성피로증후군은 의학적으로도 그 정의가 명확하지 않은 질환으로 진단하기 어려운 질환입니다. 환자분들도 자신이 겪고 있는 것이 '피로'인지 '자고 싶은 것'인지를 구분하지 못하는 경우가 많습니다. 만성피로증후군으로 고생하는 분들은 졸음 외에도 집중력 저하, 우울한 기분, 불안, 열감, 근육통 등과 같은 증상을 느끼기도 합니다.

이분들을 기면증과 감별하기 위해서 수면다원검사를 해보면, 누워 있는 시간에 비해서 잠자는 시간이 비율인 수면효율이 줄어들어 있고, 뇌파도 얕은 잠을 잘 때 나오는 뇌파가 대부분입니다. 낮 동안 졸음을 평가하는 주간검사 소견도 정상으로 나옵니다.

만성피로증후군으로 진단된 환자들 중에서 적지 않은 숫자에서 수면무호흡증, 하지불안증후군, 주기성사지운동증과 같은 수면의 질을 방해하는 수면질환이 있는 경우가 있습니다. 이때 수면질환을 치료해주면 피로감이 개선됩니다.

졸음을 유발하는 수면질환 : 수면무호흡증

사람이 낮 동안 깨어서 활발하게 활동하기 위해서는 밤에 충분한 잠을 자야 합니다. 적어도 6시간은 자야 낮 동안 졸음을 느끼지 않습니다. 한편, 밤에 6시간 이상 잠을 자더라도 잠의 질이 떨어져 있다면, 그래서 수면의 효율이 80%라고 한다면 6시간을 자더라도 4.8시간 정도 잔 것이 됩니다. 매일 밤 이렇게 잔다고 하면 잠이 부족해지고 결국 낮 동안 심한 졸음을 느끼게 됩니다.

잠의 질을 떨어뜨리는 여러 가지 수면질환 중에서 가장 흔하고 대표적인 것이 수면 중 호흡곤란이 나타나는 수면무호흡증입니다. 주변에서 코를 골면서 자는 사람은 흔히 볼 것입니다. 이런 사람들 중에서 코를 골다가 숨을 멈추는 일이 있고 그 시간이 10초를 넘어가고 이런 일이 한 시간에 5회 이상 있다면 수면무호흡증이라고 진단할 수 있습니다. 숨이 막힐 때마다 잠이 얕아지기 때문에 깊은 잠을 연속적으로 잘 수 없고 수면효율이 떨어집니다.

낮 동안 심한 졸음이 있고, 밤에 잘 때 코를 골다가 숨을 멈추는 일이 있으면 수면무호흡증일 가능성이 있습니다. 또 기면증이 있는 사람들 중에도 수면무호흡증이 겹쳐 있는 경우가 당연히 있습니다. 이럴 경우에는 수면무호흡을 치료해주면 낮 동안 졸음이 줄어들어 기면증 치료를 위한 약물 용량을 줄일 수 있습니다. 또 수면무호흡증의 합병증인 심장질환, 뇌혈관질환, 당뇨, 기억력저하, 치매 등의 합병증을 예방할 수 있습니다.

늦게 자고 늦게 일어나서 졸리는 경우 : 늦잠 증후군

야간수면의 질을 떨어뜨려 낮 동안 졸음을 유발하는 수

면질환으로 하지불안증후군이 있습니다. 잠들기 전에 다리에 불편감(저린 느낌, 당기는 느낌, 전기가 오는 듯한 느낌, 시리거나 찬 느낌 등)을 느끼고 쉽게 잠들 수 없습니다. 힘들게 잠이 들어도 다리 불편감으로 다시 잠에서 깨게 되기 때문에 깊은 잠을 못 잡니다. 수면시간도 짧아지고 수면의 질도 떨어지므로 만성적인 수면부족에 시달리고 그 결과 낮에 심한 졸음을 느낍니다.

심한 졸음을 느끼는 사람 중에서, 하지불편감이 있다면 진단하고 치료해야 합니다. 그러면 낮 동안 졸음증상을 조절하기 더 쉬워집니다.

잠을 자다가 다리를 자주 움직이고 그 때문에 잠에서 깨게 되어 깊은 잠을 못 자는 수면질환이 있습니다. 주기적으로 다리를 움직이는 특성 때문에 주기성사지운동증이라고 합니다. 주기성사지운동증이 있는 사람들 중에 상당수는 하지불안증후군을 함께 가지고 있습니다. 주기성사지운동증은 본인이 느끼거나 함께 자는 사람들이 관찰해서 이야기해주는 경우도 있으나, 정확히 그 특성을 확인하고 심한 정도를 파악하기 위해서 수면다원검사를 시행합니다. 이를 통해 확진이 되면 약물 치료를 하게 됩니다.

하지불안증군과 주기성사지운동증의 치료 방식은 거의 동일합니다. 뇌 속의 도파민 부족이 원인이므로 도파민을 높여주는 도파민효현제라는 약물을 처방합니다. 철분 부족이 원인인 경우가 있으므로 피검사를 통해서 철분이 부족한 것으로 확인되면, 철분을 보충해주는 철분제나 철분제 주사를 처방하는 경우도 있습니다.

늦잠 자고 늦게 일어나서 졸리는 경우

밤에 늦게 자고 아침에 늦게 일어나는 청소년들이 많습니다. 청소년기에는 뇌의 특성상 밤에 잠이 늦게 옵니다. 수면유도 호르몬인

멜라토닌이 분비되는 시점이 늦기 때문입니다. 그래서 밤늦게까지 자지 않고 다른 일을 하다가 새벽 1시가 넘어서 잠이 듭니다. 그런데 이 시기 청소년들은 하루 9시간 가까이 잠을 자야 합니다. 그러다 보니 오전 7시에 일어나서 학교 가기는 매우 힘듭니다. 부모님들이 늦잠 자는 자녀들을 깨워서 학교에 보내기 위해 애를 먹는 경우가 많습니다.

힘들게 깨워서 학교에 보내더라도 오전 시간에는, 뇌의 일부는 아직도 잠에 취해 있습니다. 그래서 오전 수업시간에 졸거나 잠을 잡니다. 잠을 자고 있지 않더라도 뇌가 완전히 깨지 않기 때문에 수업을 듣더라도 거의 이해가 되지 않습니다. 이런 상태를 '늦잠증후군(전문용어로는 수면위상지연증후군)'이라고 합니다.

이런 학생들 중에서 특히 오전 수업시간의 심한 졸음에 대해서 혹시 기면증을 포함한 과다수면증이 아닐까 하는 생각을 하게 될 수 있습니다. 그런데 늦잠 문제 때문에 오전에 졸리는 학생들의 경우에는 오후 시간에는 잠에서 깨기 때문에 졸음을 거의 느끼지 않습니다.

한편, 기면증의 경우에는 오전에도 졸리지만, 점심 식사 후, 오후 시간 그리고 저녁 시간에도 졸음을 느낍니다. 기면증의 경우 밤잠을 자고 난 직후에는 졸음을 거의 느끼지 않습니다. 그러다가 1~2시간이 지나면 졸음을 느낍니다.

물론, 기면증이 있는 학생들 중에서 늦잠을 자고 아침에 쉽게 잠이 깨지 않는 상태가 나타날 수 있습니다. 이런 경우에는 감별이 어렵습니다. 전형적인 기면증 환자의 경우에는 낮에 낮잠을 자기 때문에 밤에는 상대적으로 덜 졸립니다. 그래서 밤 10시 이후에 낮 동안 못 한 공부를 하는 경우도 있습니다. 그리고 아침에 일어나기 힘들고 낮에 졸음을 느끼는 악순환이 나타날 수 있습니다. 가끔, 기면증으로 힘들어하는 학생이 병원에 가서 기면증에 대한 검사와 진료를 받겠다고 할 때 부모님들께서 '네가 밤늦게 잠을 자지 않고 딴짓을 하니까 낮에 졸리는 거다'라고 합니다. 어떤 면에서는 타당한 면이 있지만, 이런 양상이 나타난다고 해서 기면증이 없는 것은 아닙니다.

　늦잠 문제가 있는 경우와 기면증이 있는 경우를 감별하는 데 야간수면다원검사와 주간검사를 시행하는 것이 효과적입니다. 늦잠 문제가 있는 경우에는 밤에 잠드는 시간이 늦고 야간수면에는 큰 문제가 없습니다. 한편, 주간검사를 2시간 간격으로 아침부터 오후까지 연속적으로 진행해보면 늦잠 문제가 있는 경우에는 오전에는 심한 졸음이 나타나다가 오후로 갈수록 점차 졸음이 없어지고 거의 정상에 가깝게 됩니다. 이런 특성을 통해서 기면증과 늦잠문제를 객관적으로 감별할 수 있습니다.

　또, 늦잠과 관련된 수면리듬의 양상을 일정 기간 동안 평가해보는 것도 좋은 방법입니다. 이때 수면일지와 액티그라피(활동기록기)가 사용됩니다. 수면일지는 일정 기간 동안 밤에 잠드는 시간, 아침에 일어나는 시간, 낮 동안 졸음 정도 등을 표시합니다. 일정 기간 동안의 수면 – 각성 패턴을 기록해서 평가해보면 늦게 일어나는 것이 수면리듬의 문제라는 것을 파악할 수 있습니다. 수면일지는 주관적으로 자신의 수면패턴을 기록하는 것이기 때문에 다소 부정확할 수 있습니다. 활동기록기는 시계처럼 손목에 착용해서 활동 정도를 기록합니다. 잠을 자거나 쉴 때는 활동이 거의 없을 때와 깨어 있으면서 몸을 활발하게 움직일 때의 패턴을 구분해서 객관적으로 자고 깨는 시간, 신체 활동 정도를 평가할 수 있습니다. 수면일지와 활동기록기를 함께 활용하여 정확도를 더 높이며, 수면전문의가 환자와의 면담을 통해서 최종적인 진단을 내리게 됩니다.

신경과적인 질환으로 인한 졸음

　　　　　사람이 잠을 자고 깨어 있는 것은 뇌의 기능입니다. 뇌 자체에 문제가 있는 경우에 낮 동안 심한 졸음이 생기고, 잠을 길게 자고, 늘 잠에 취한 듯한 상태로 있게 됩니다. 드물기는 하지만 어떤 신경과 질환에서는 심한 졸음만이 나타나는 경우도 있습니다.

예를 들어, 뇌에 암이 있거나 뇌염, 뇌졸중이 있는 경우, 깨어 있음과 자는 것을 관장하는 뇌 부위인 시상, 시상하부, 뇌줄기 등에 병변이 있는 경우에는 심한 졸음이 있고 잠을 오래 자는 일이 나타날 수 있습니다.

신경 퇴행성 질환인 알츠하이머 치매, 파킨슨병, 다발성경화성 등과 같은 질환에서도 심한 졸음이 나타날 수 있습니다. 이들 질환에 심한 졸음을 유발할 수 있는 수면무호흡증, 주기성사지운동증과 같은 수면질환이 겹치거나 이들 질환 치료를 위해서 사용하는 약물들도 원인이 될 수 있습니다.

따라서 이들 신경과적인 질환을 가려내기 위해서, 신경학적 검사와 뇌영상 검사 등을 시행하는 것이 필요할 수 있습니다.

내과적 질환으로 인한 졸음

당뇨환자, 간기능이 좋지 않아서 뇌기능에도 장애가 온 경우, 갑상선기능저하증에서도 심한 졸음이 나타날 수 있습니다. 이들 질환자 중에서 비만한 경우에는 수면무호흡증이 동반되면서 심한 졸음을 느낄 수 있습니다. 간기능이 떨어져 있는 환자에게서는 늘 졸리고 의욕이 없는 상태가 나타날 수 있습니다. 갑상선기능저하증 환자에게서는 합병증으로 혀가 커지는 경우가 있고, 커진 혀가 기도를 좁게 만들어 수면무호흡증을 유발할 수도 있습니다.

머리를 다친 후 나타나는 졸음

머리를 다친 후에 심한 졸음을 호소하는 경우가 있습니다. 교통사고로 머리를 심하게 부딪친 후에 다른 이유로는 잘 설명되지 않는 심한 졸음으로 호소한 환자를 필자가 진료한 적이 있습니다. 머리를 다친 후에 6~18개월 이내의 기간 동안 나타납니다. 이 경우에 잠을 깊게 자지 못하고 두통으로 인해서 자주 깨게 됩니다. 기억력과 집중력이 떨어지는 경우도 있습니다.

급성 바이러스 감염 후 졸음

바이러스 감염증을 앓은 후에 심한 낮 동안 졸음을 호소하는 경우가 있습니다. 이 경우에는 만성피로증후군과 거의 증상이 비슷합니다. 이들 환자 중에는 뇌염이 진행 중인 경우도 있고 염증반응 물질들의 수치가 상승하면서 졸음이 나타나는 걸로 설명합니다.

일정한 주기를 가지고 심한 졸음이 나타나서 1~2주 정도 지속되다가 정상화되는 클레인 - 레빈 증후군이 있습니다. 매우 드문 질환입니다. 필자가 진료한 환자의 경우에는 환절기에 과로가 겹치면서 면역기능이 떨어지고 그래서 약한 감기증상을 나타낸 후에 클레인 - 레빈 증후군의 증상이 나타나서 1주 이상 거의 하루 종일 잠만 자는 일이 나타납니다. 그리고 감기증상(바이러스 감염)이 1~2주 정도 지나서 끝나게 되면 졸음증상도 없어집니다. 클레인 - 레빈 증후군도 바이러스 감염 후 졸음이 나타나는 실례일 수 있습니다.

피로와 졸음을
겪는 사람들을
위한 글

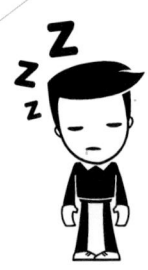

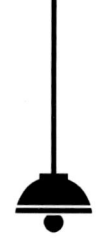

언제든지 잘 수 있다고 자랑하는 사람, 정말 건강한 사람?

'저는 잠에 문제가 있습니다'라고 이야기하는 사람들 대부분은 불면증으로 고생하는 분들입니다. 쉽게 잠들지 못하면 괴롭고 그다음 날이 걱정되는 분들입니다. 한편, 머리를 붙이면 바로 잠들고 깨지 않고 잘 자면 당사자도 주변 사람도 문제라고 생각하지 않습니다.

그러나 잠자리에 누워 잠드는 데까지 5분도 걸리지 않고 하루 7시간 이상을 잤음에도 낮에 졸린다면 그 사람은 불면증보다 더 심한 문제를 가지고 있을 수 있습니다. 충분히 자고도 낮에 졸린다면 이는 야간수면의 질이 낮다는 것을 의미합니다. 즉, 잠을 자지만 양질의 잠을 자지 못해서 잠을 통해서 피로가 해결되지 않는 것입니다. 잠의 유지를 방해하고 잠의 깊이를 얕게 만드는 수면질환이 있기 때문입니다.

이런 경우 가장 흔하고 중요한 것이 수면무호흡증입니다. 잠자는 중에 코골음이 나타나고 호흡이 고르지 않다가 숨이 막혀 자신도 모르게 잠에서 깨는 것이 특징인 질환입니다. 하지만 환자는 늘 잠이 부족한 상태이므로 금방 다시 잠들고, 깨어 있는 시간도 워낙 짧기 때문에(뇌파로만 확인할 수 있을 정도로 짧습니다) 자신이 자는 중에 깨었다는 사실을 기억하지 못합니다. 그래서 "저는 잠을 잘 잡니다. 다만 피로할 뿐입니다"라고 이야기합니다. 그러나 이렇게 자다가 깨는 일이 하룻밤에 수백 번씩 있으므로 잠이 깊어질 수 없습니다. 즉, 7시간을 자더라도 신체적 · 정신적 피로가 풀리는 서파수면, 렘수면이 거의 나타나지 않습니다. 결국 싸구려 잠을 자는 셈입니다.

이처럼 잠의 질을 떨어뜨리는 또 다른 질환으로 주기성사지운동증이 있습니다. 주기적으로 다리나 팔을 떨고 그때 짧은 시간 동안 잠에서 깨는 것입니다. 이 역시 깊은 잠을 못 자게 만들어 잠을 통해 신체적 · 정신적 피로를 회복하기 힘듭니다.

그리고 이미 소개한 대로, 낮에 심하게 졸리는 병으로 기면증이 있습니다. 기면증은 각성을 유도하는 물질이 부족해서 낮 동안 심하게 졸리는 병입니다.

낮 동안 졸음을 유발하는 수면무호흡증, 주기성사지운동증, 기면증 등은 적절한 진단과 치료가 필요한 수면장애입니다. 특히 낮 동안 심한 졸음이 있다면 제대로 업무를 수행하기 힘들고 운전을 하거나 위험한 기계를 조작하는 사람이라면 자신뿐 아니라 다른 사람의 생명도 위협할 수 있습니다.

일본 신칸센 기관사 중 심한 수면무호흡증을 앓고 있었던 사람이 있었습니다. 그 사람은 자신이 업무 중에 심하게 졸리는 이유를 알지 못했고 그 상태로 근무하다가 졸음으로 큰 사고를 냈고 수십 명이 죽고 다치는 일이 일어났습니다. 이 사건은 일본 사회에 수면장애에 대한 경각심을 일깨웠습니다. 잠을 못 자는 병보다 잠을 심하게 잘 자는 병이 자신과 남에게 더 위험합니다.

잠을 줄이고 열심히 일해서 성공할 수 있다? 잠을 챙겨야 합니다!

30대 초반의 직장인 A 씨는 자신이 기면증이 아닌지 진단해달라며, 수면클리닉을 방문하였습니다. 신문을 보니 낮에 너무 졸리면 기면증이라고 하던데, 자신이 요즘 너무 심하게 졸려서 생활이 힘들다고 했습니다.

우선, 지난 1주일 동안의 잠든 시간, 잠에서 깬 시간, 낮잠을 잔 시간 등 하루 동안 수면 관련 정보를 기록하는 수면일기를 작성해보라고 했습니다.

수면일기를 살펴보니 A 씨는 새벽 1시에 잠들고 새벽 5시에 일어나는 것으로 되어 있습니다. 자기 계발 필요성을 느끼면서, 아침 6시에 시작하는 영어회화 새벽반을 수강하고 나서 출근하고 있으며, 퇴근 후 저녁 시간에는 중국어 회화를 듣고, 집 근처 스포츠센터에서 운동을 하고 귀가하면 밤 11시쯤 된다고 했습니다.

잠드는 데 걸리는 시간은 10분이 되지 않고, 중간에 깨는 일도 없으며, 새벽 5시에 일어나는 것은 무척 힘들다고 했습니다. 점심 식사 후에는 졸음이 쏟아져 책상에 엎드려 20분 정도 낮잠을 자야 한다고 했습니다. 그래도 업무 중에 집중이 안 되고, 쉽게 피로감을 느낀다고 했습니다. 최근에는 우울한 기분도 들고 짜증도 늘어나게 되어 아내와 다투는 일도 잦다고 했습니다.

A 씨는 기면증의 특징적인 증상들도 보이지 않아 기면증일 가능성은 낮아 보였습니다. 그 대신 수면결핍증후군이 강하게 의심되었습니다. 인위적으로 수면시간을 줄여 생리적으로 필요한 수면(최소 7시간)을 채우지 못해 만성적인 수면부족 상태가 된 것으로 판단되었습니다.

기면증, 졸음에 대한 모든 것

A 씨에게 아침, 저녁 시간의 일정을 줄이도록 권했습니다. 영어회화 새벽반 일정을 저녁 시간으로 옮기면서 중국어회화 공부는 중단하도록 했습니다. 운동시간도 조금 줄여 밤 10시 귀가해서 자정 이전에 잠자리에 들고, 아침 7시에 일어나도록 했습니다. 수면시간을 7시간으로 늘리고 2주가 지난 후, A 씨는 이전의 활력을 되찾았습니다.

수면부족증후군은 낮 동안 과도하게 졸리는 경우 가장 먼저 의심해보아야 하며 가장 흔합니다. 최근 피로감과 졸음이 늘었다면, 나의 수면시간이 충분한지 먼저 생각해보아야 합니다.

피로는 왜 생길까요? 피로의 원인, 그리고 피로에 대처하기

피로의 원인은 무엇일까요? 체력이 약하거나 잠이 부족할 때 피로를 느낄 수 있습니다. 한편, 피로는 어떤 병의 증상으로 나타나는 것일 수 있습니다. 어느 날 기운이 하나도 없고 점심 먹고 난 후 졸리고 낮잠을 자고 싶을 수 있습니다. 이렇게 피로하게 만드는 것은 무엇일까요?

피로의 원인으로 흔한 것은 스트레스, 잘못된 식습관, 과로, 질병 등입니다.

피로의 원인은 당신의 습관이나 일상생활 속에서 찾을 수 있습니다. 그리고 조금만 노력하면 해결할 수 있습니다.

우선 피로를 유발하는 생활습관을 스스로 살펴보는 것이 문제 해결을 위한 첫걸음입니다.

다음과 같은 것이 있습니다.

수면 부족과 노화

누구나 그 사람에게 필요한 수면시간보다 평균 한 시간씩 덜 자면 만성적인 수면부족에 빠지고 결국에는 일상생활을 유지하기도 힘들어집니다. 바쁜 현대인들은 늦게 잠자리에 드는 경우가 많습니다. 또 잠자리에 들어도 쉽게 잠들지 못하는 경우도 많습니다.

나이가 들면 숙면을 취하기 더 힘들어지고 자는 도중 자주 깰 것입니다. 아침에 바쁜 일이 있으면 잠에서 깨는 시간도 더 빨라질 것입니다. 나이가 들면서 잠을 잘 자지 못하는 원인은 단지 '나이' 때문만은 아닙니다. 나이가 들면 다른 질환과 마찬가지로 수면장애도 흔해지고 심해집니다.

스트레스와 불안

하루 종일 이 일을 하다가 다시 다른 일을 하는 식으로 쉼 없이 옮겨가면서 일해야 한다면 결국 지쳐서 아무 일도 할 수 없게 될 것입니다. 늘 불안해하며, 벼랑 끝에 내몰린 심정으로 산다면 신체나 정신을 이완시키기 힘들 것이고 진정한 휴식을 취하기도 힘들 것입니다. 어떤 사람도 자신에게 맡겨지는 모든 일을 다 할 수는 없습니다. 스스로의 한계를 정하고 휴식을 위한 시간을 확보해야 합니다. 피로하다면 일과 생활을 돌아보아야 합니다.

운동부족

너무 피로해서 운동을 할 수 없다고 말하며 운동을 하지 않는 사람들이 많습니다. 그러다가 갑자기 운동을 하게 되면, 기초 체력이 바닥 나 있는 상태이므로 쉽게 지칩니다. 3일에 한 번, 30분 이상 운동하는 것은 스트레스를 줄여주고 기분을 호전시키고 에너지를 줍니다. 그러나 잠들기 전에 운동하는 것은 피해야 합니다. 취침시간 가까이 운동하면 잠들기 힘듭니다.

식습관

적당하게 먹지 않고 충분한 물을 마시지 못한다면 우리 신체는 활동에 필

기면증, 졸음에 대한 모든 것

요한 연료를 얻지 못하게 됩니다. 피로를 카페인으로 막아보려는 노력은 오히려 더 큰 문제를 만듭니다. 오후 졸음을 쫓기 위해 카페인을 섭취하면 밤에 잠들기 더 어렵게 되며 설령 잠들었다고 하더라도 숙면을 취하기 힘들게 만듭니다.

약물

혈압약, 감기약 중에 어떤 것은 피로를 유발합니다. 감기약이나 진통제 중에도 카페인이나 정신자극제를 함유하고 있는 것이 있고 잠드는 것을 방해할 수 있습니다.

생활습관을 바꾸는 노력만으로 피로가 해결되지 않는다
어떤 병이 있는 것은 아닌가?

적당한 휴식을 취하고, 영양도 섭취하고 운동도 하는데 여전히 피곤하다면 의사를 찾아보아야 합니다. 피로를 주 증상으로 하는 병이 있기 때문입니다.

첫째, 빈혈이 있으면 쉽게 피로해집니다. 혈액 중 헤모글로빈은 산소를 운반합니다. 빈혈은 신체 전체에 산소 부족을 가져와 에너지 이용률을 떨어뜨립니다. 빈혈을 일으키는 원인은 다양합니다. 검사해보고 빈혈이 맞는지 확인해보아야 합니다.

둘째, 암이 있으면 쉽게 피로를 느낍니다. 암은 소모성 질환이므로 신체 에너지를 빨리 고갈시킵니다. 피로가 지속된다면 건강검진을 통해 암이 있는 것은 아닌지 확인해야 합니다.

셋째, 우울증은 몸과 마음의 효율이 떨어진 질환입니다. 우울증의 진단 기준에도 '에너지 수준이 낮다'라는 것이 들어 있습니다. 다른 말로 하면 '늘 피로하다'고 할 수 있습니다. 식욕, 의욕이 없고 불면증상도 동반됩니다. 슬픈 감정이 있다는 것이 우울증의 특징입니다.

넷째, 많이 먹어도 늘 기력이 없고, 소변을 자주 본다면, 그리고 체중이 빠진다면 당뇨를 의심해야 합니다. 갈증을 자주 느끼고, 잇몸질환 등 신체감염이 흔하고 빨리 낫지 않는다면 당뇨일 가능성이 매우 높습니다.

다섯째, 갑상선기능장애도 피로의 원인입니다. 갑상선기능저하증이 있으면, 신체가 필요로 하는 갑상선호르몬을 만들지 못합니다. 갑상선호르몬 부족 증상으로 몸이 무겁고 손과 발이 차며, 변비가 생기고 피부와 목소리가 거칠어집니다. 갑상선기능항진증이 있어 갑상선호르몬이 너무 많아도 근육이 약해지고 체중이 줄고 심장박동수가 빨라지고 예민해지면서 피로감을 느낍니다. 갑상선기능검사로 진단할 수 있습니다.

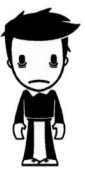

수면의학 :
수면전문의,
수면센터,
수면기사

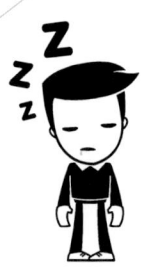

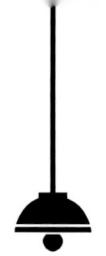

수면전문의는 어떤 의사인가?

　　　　　이제 우리나라에서도 수면전문의라는 말이 아주 생소하지는 않습니다. 수면전문의는 수면의학에 대한 전문적인 훈련을 받은 의사입니다. 아직 '내과'처럼 '수면과'라는 전문 진료과는 없습니다. 수면의학은 통합의학이며 그래서 정신과, 내과, 이비인후과, 소아과 및 신경과의 지식을 모두 요하는 새로운 의학의 분야입니다.

　우리나라에서는 서울대병원, 고려대 안암병원에 신경정신과전문의가 일 년 동안 수면의학만 집중적으로 수련하는 전임의 과정이 있습니다. 필자도 그 과정을 마친 사람 중 하나입니다. 이 과정을 마친 사람은 국내의 어떤 의사

보다도 수면의학에 대해 잘 안다고 할 수 있습니다. 이런 수련과정을 마친 수면전문의는 수면의학에 대한 지식뿐 아니라 수면다원검사가 제대로 시행되는지 감독하고, 그렇게 얻어진 수면기록을 판독하며 그를 통해 정확한 수면의학적 진단을 내릴 수 있는 사람입니다.

우리나라 의학 교과 과정 중 수면의학에 대한 강의시간은 1시간도 안 되는 경우가 많다고 합니다(미국의 경우에도 평균 20분이라고 합니다). 이렇게 짧은 시간 동안 빠르게 발전하며 방대한 학문으로 성장한 수면의학을 제대로 익히는 것은 불가능합니다. 그래서 앞서 말한 대로 일 년 동안 수면의학만을 집중적으로 공부한 의사가 필요합니다.

최근 미국이나 유럽에서 열리는 1주일 내외의 단기연수강좌를 들은 후 '스탠포드 수면의학 연수', '애틀랜타 수면의학 연수'라는 이력을 내세우는 의사들도 있습니다. 이런 단기연수를 마친 것만으로는 수면의학을 전공했다고 볼 수 없습니다. 한편, 미국이나 유럽 등에서 1년 이상 연수를 받고 돌아오시는 분들이 있는데, 이런 경우에 제대로 된 해외연수를 받은 것이라고 할 수 있습니다.

국내에 수면의학이 도입된 지 15년여밖에 되지 않았고 수면전문의도 20여 명 내외입니다. 그러나 기면증을 비롯하여 불면증, 코골이 및 수면무호흡 환자는 매우 많습니다. 이들 환자는 수면의학 전문의에게 제대로 된 진찰과 검사를 받지 못하고 있으며 따라서 제대로 된 치료도 받지 못하고 있습니다. 잠을 못 잔다고 하면 수면제를 처방하고, 코골이가 있다고 하면 그것이 얼마나 심한지, 어떤 원인이 있는지 살펴보지 않고 코골이 수술만 시행하고 있습니다. 졸음과 피로감이 있으면 수면장애를 생각해보지 않고 우울증으로 진단하고 약물을 처방합니다.

누구든지 전문적인 진료로 최선의 치료를 받을 권리가 있습니다. 수면과 관련된 문제에도 전문의가 있습니다.

수면센터라고 하면 어떤 조건을 갖추어야 합니까?

수면장애를 진단하기 위한 수면다원검사를 비롯한 수면의학 관련 진료와 검사 전반을 전문적으로 시행하는 곳을 수면센터라고 합니다. 미국 수면 학회가 인증하는 수면센터의 조건은 다음과 같습니다.

1. 수면생리를 이해하고 있으며, 그를 토대로 환자를 진찰하고 치료할 수 있는 수면의학 전문의가 있어야 합니다.

2. 수면다원검사를 통해서 얻어진 수면기록을 판독하고 그를 토대로 진단을 내릴 수 있는 수면의학 전문의가 있어야 합니다.

3. 수면다원검사를 표준적인 방법에 따라 시행할 수 있는 수면기사가 있어야 합니다. 수면검사는 대개의 경우 밤에, 8시간 이상 시행됩니다. 이 과정에서 다양한 센서를 통해 여러 가지 신호들이 얻어집니다. 이 신호들의 질을 잘 관리하고 검사 중에 일어난 일들을 파악하고 기록해두고 검사가 끝난 후 그 기록을 초벌 판독하는 것이 수면기사가 하는 일입니다. 이 기록들을 수면의학 전문의가 다시 판독해서 최종적인 진단을 내립니다. 만약 수면다원검사가 제대로 이루어지지 않는다면 그 다음 단계는 의미가 없을 것입니다. 그러므로 충분한 수련을 거친 수면기사와 수면기사를 감독하고 지도할 수면전문의가 꼭 있어야 합니다.

4. 수면다원검사가 이루어질 독립된 공간이 필요합니다. 한 방에 한 명이 검사를 받아야 하며, 빛이나 소음 등을 완전히 차단해야 합니다. 쾌적한 온도와 습도를 유지해야 한다. 검사 전이나 검사 도중에 수면기사와 바로 통화할 수 있는 장치를 갖추고 있어야 합니다. 피검자가 불편을 느끼지 않을 정도의 넓이를 가진 침대가 선호됩니다. 병원이 아닌 가정에서 시행하는 간이수면검사가 마치 최신기술이며 더 나은 검사인 것처럼 잘

못 이야기하는 의사들도 있습니다. 간이수면검사는 문자 그대로 수면검사의 축약형이며, 표준검사를 하기 전에 환자 상태를 간단히 보기 위한 것이며, 수면무호흡증에 대한 검사만 가능하므로 매우 제한적인 검사입니다. 표준 수면검사는 병원에서 수면기사의 지속적인 모니터하에 이루어지며 그래서 가장 정확합니다.

5. 기타 검사 장비와 환자 모니터 시설 등은 표준적인 기준에 맞아야 합니다.

수면기사는 어떤 사람이며, 어떤 일을 합니까?

　　　　　수면기사는 보건대학을 졸업하고 임상의료 분야에 종사할 수 있는 면허를 취득한 사람으로 임상병리사입니다. 수면기사는 수면검사를 받을 환자가 수면센터를 방문하면 수면 관련 설문지를 시행하도록 도와줍니다. 수면검사에 필요한 여러 가지 감지기를 신체에 부착시키는 일도 합니다. 수면검사는 여러 개의 감지기로부터 얻어진 신호를 종합적으로 판정하여 결과를 산출하므로 감지기를 정확하게 부착하여 좋은 신호를 얻는 것이 매우 중요합니다. 검사가 시작되면, 수면기사는 환자로부터 얻어지는 다양한 신호를 모니터하여, 만약 감지기가 잘못 부착되어 신호가 제대로 얻어지지 않으면 이를 교정합니다. 또 수면검사 중 환자의 특이한 행동을 관찰하고 기록하여 이후 판독에 참고가 되도록 합니다. 매우 드물게 환자가 심한 부정맥이나 호흡곤란을 호소하는 경우가 있는데, 이때 수면기사가 즉각적으로 환자를 깨우고 응급조치를 시행하기도 합니다. 그래서 대부분의 수면기사는 심폐소생술 교육을 마쳤고, 자격증을 가지고 있습니다.

검사가 끝나면 환자를 깨우고, 몸에 붙은 감지기를 제거한 후 귀가하도록 하는 것도 수면기사의 일입니다. 수면기사는 수면검사를 통해 얻어진 결과를 자신이 검사시간 동안 관찰한 소견과 맞추어가며 일차 판독(초벌 판독)합니다. 일차 판독된 자료를 수면전문의가 다시 정밀 판독하여 최종결과 보고서를 내게 됩니다.

최근, 미국공인수면기사(RPSGT)라는 자격을 발급받은 수면기사도 있습니다. 이는 미국 수면기사 협회에서 시행하는 시험입니다. 적어도 1년 이상 수면검사 실무에 종사한 사람들이 시험에 응시할 자격이 있습니다. 온라인 시험입니다. 미국수면기사협회에서는 영리목적으로 미국인이 아닌 사람에게도 응시자격을 줍니다. 필자도 이 시험에 응시했고 합격해서 자격을 가지고 있습니다. 이 시험에 합격했다고 해서 미국에서 수면기사로 일할 수 있는 것도 아니므로, 미국인이 아닌 사람에게 특별한 의미가 없는 시험입니다. 시험 문제의 수준도 그다지 높지 않습니다. 최근에는 수면검사에 대한 실무 경험이 없는 일부 사람들이 이론 공부만 하고 이 시험에 합격하고 미국공인수면기사라는 직함을 내세우는 경우도 있습니다. 미국공인수면기사라는 타이틀보다는 풍부한 실무경험과 이론적 지식을 겸비하는 것이 더 중요합니다.

국내에서는 2009년 2월, 대한수면의학회 주최로 수면기사에 대한 인증시험을 시행하고 인증서를 발급한 바 있습니다. 당시 필자가 시험위원장을 맡았습니다. 대한수면의학회와 대한수면학회가 연합해서, 수면기사들에 대한 직무교육을 수년에 걸쳐 시행해오고 있습니다. 직무교육을 통해서 일정한 자격을 갖춘 수면기사들을 대상으로 국내 수면기사 자격을 인증하는 시험을 다시 시행할 계획입니다. 이를 통해 국내 수면검사의 질이 높아지고 환자분들께 더 나은 의료서비스를 제공할 수 있을 것입니다.

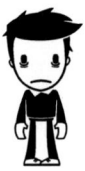

늦잠 문제가
심한 학생들
지도하기 :
부모님과
보건교사를
위한 조언

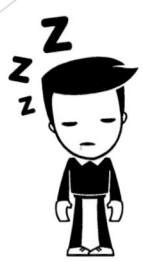

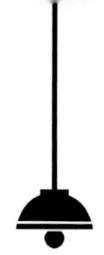

기면증으로 인한 졸음과 늦잠 문제 구별하기

늦잠 자는 학생 때문에 어려움을 겪는 부모님들이 많습니다. 특히 중고교 학생들 중에 밤에 늦게 자고 아침에 늦게 일어나는 문제가 있는 학생들이 많습니다. 아침에 늦게 일어나다 보니 학교에 지각하는 경우가 생깁니다. 기숙학교에 다니는 학생의 경우 늦게까지 자도 깨워줄 사람이 없어서 아침을 못 먹고 오전 수업에 지각하는 경우도 많습니다.

늦잠을 자는 학생들이 심한 졸음이 있는 기면증과 어느 정도는 관련이 있습니다. 먼저, 기면증이 있는 경우에 늦잠을 자는 경우를 이야기해보겠습니다. 기면증이 있는 경우, 낮에 본인도 모르게 조는 시간이 많습니다. 이렇게 낮에 잠을 자게 되면 밤에, 특히 밤 10시 이후에는 덜 졸리고 잠이 잘 오지 않습니다. 그리고 낮에 졸면서 하지 못한 공부를 늦은 밤에 하게 됩니다. 그래서 새벽 1~2시에 자게 됩니다. 늦게 잤기 때문이기도 하고 기면증 자체의 특성으로 인해서 아침 기상 시간에 심한 졸음을 느끼게 되고 그래서 잠을 깨우기 힘듭니다. 이렇게 힘들게 잠에서 깨워놓아도 금방 다시 졸음을 느끼고 오전, 오후에도 지속적인 졸음으로 보이는 것이 기면증의 특징입니다.

한편, 늦게 자고 늦게 일어나는 수면패턴을 가지고 있는 학생, '늦잠증후군'이라고 진단할 수 있는 경우가 있습니다. 중고교 학생들, 사춘기 전후 시기가 되면 뇌 속의 수면중추의 특성이 변합니다. 그래서 잠을 오게 하는 멜라토닌이라는 신경전달물질의 분비시간이 늦어집니다. 밤늦게까지 깨어 있기 쉽습니다. 중고교 학생들은 밤늦게까지 공부해야 하기도 하고, 친구들과 채팅을 하거나 게임을 하면서 자정을 넘기기 쉽습니다. 그런데 이 나이 때에는 학습량도 많고 신체발달도 활발한 시기이므로 적정 수면시간은 9시간을 넘습니다. 아침 시간이 되어도 여전히 깊은 잠 속에 있고 잠에서 깨우기도 힘듭니다. 힘들게 깨워서 학교에 보내도 1, 2교시를 졸면서 보내기 쉽습니다. 그래서 언뜻 보면 기면증이 있는 것처럼 보일 수 있습니다. 그러나 늦잠 문제가 있는 학생은 오후 시간이 되면 그다지 졸음을 느끼지 않습니다. 마음먹으면 깨어 있는 데 큰 어려움이 없습니다. 이런 점에서 기면증과 구분이 됩니다.

늦잠증후군 학생 도와주기

늦잠 문제는 수면리듬이 늦어져 있는 것입니다. 의학용어로는 '수면위상지연증후군'이라고 합니다. 우리 뇌의 수면리듬 자체가 늦어져 있는 상태입니다. 그런데 수면리듬은 외부 자극에 따라 쉽게 바뀔 수 있습니다. 외국 여행을 가면 처음에는 시차적응이 힘들지만 2~3일만 지나면 큰 어려움을 겪지 않는 것은 수면리듬이 새로운 환경에 맞도록 바뀌었기 때문입니다.

어른들보다 3시간 늦게 자고 늦게 일어나는 학생은 인도에 살고 있는 사람과 비슷합니다. 인도에 살던 사람도 귀국해서 며칠만 있으면 시차에 적응합니다. 이렇게 생각하면 늦잠 문제를 교정하는 것은 생각보다 어렵지 않습니다. 다만, 당사자인 학생이 자신의 문제를 고치려고 마음을 먹고, 지속적으로 일관되게 노력해야 하고 옆에서도 도와주어야 합니다.

늦잠 문제를 해결하기 위해서 맨 처음 할 것은 학생 스스로 늦잠 문제를 교정할 생각을 하고, 생활 계획을 짜야 합니다. 몇 시에 자고 몇 시에 일어날지를 정해야 합니다. 막연히 어떻게 될 거라고 생각해서는 늦잠 문제를 고칠 수 없습니다.

아침 기상 시간에 알람을 맞추고, 알람이 울리면 가족이나 주변 사람들이 적극적으로 환자를 깨워야 합니다. 가장 효과적인 것은 밝은 빛에 노출시키는 것입니다. 커튼을 걷어주고 방의 조명을 환하게 합니다. 그리고 낮 동안에는 활동적으로 지내도록 해야 합니다.

그리고 저녁 시간이 되면 몇 시에 잠을 잘지 정하고, 잠자리에 들기로 되어 있는 시간을 기준으로 2시간 전부터 잠잘 준비를 합니다. 씻고 잠옷으로 갈아입고 정신을 자극하는 활동(게임, 텔레비전 시청, 친구들과 채팅, 인터넷 등)을 금합니다. 학생의 경우라면 책상에 앉아서 공부하다가 졸음을 심하게 느끼면 자리에 누워서 잠을 자면 됩니다.

늦잠 문제가 심한 경우에는, 자정이 되어도 졸음을 전혀 느끼지 못하고 아침에 기상하는 것 자체가 불가능한 경우가 있습니다. 이럴 경우에는 수면 전문의사 처방에 따라 약물을 복용하는 것이 수면리듬 조정을 더 쉽게 해줄 수 있습니다. 늦잠 문제가 쉽게 교정되지 않는 경우에는 수면클리닉에서 수면패턴을 집중적으로 교정하는 인지행동치료를 받을 수 있습니다.

기면증, 졸음에 대한 모든 것

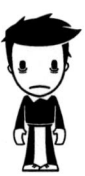

신홍범 의학박사, 국제수면전문가

서울대학교 의과대학을 졸업하고 동 대학교에서 의공학 석사, 정신의학 박사(수면의학)학위를 받았다. 서울대병원 수면의학센터 임상강사를 지냈고 을지의대 교수로 재직하면서 을지병원 수면의학센터 담당교수로 일했다. 현재 수면질환 전문 클리닉인 코모키수면의원 원장이며, 서울대병원 신경정신과 겸임교수, 건국의대 · 성균관의대(삼성의료원) · 순천향의대 · 을지의대 외래교수이다. 대한수면의학회 보험이사로 일하면서 수면의학에 필수적인 의료행위와 관련된 보험제도 개선을 위해 노력하고 있다.

또한 미국수면전문의 시험에 합격하여, 국제수면전문가(International Sleep Specialist) 자격을 취득했다. 국내에서 미국수면전문의 시험에 합격한 의사는 10여 명 정도이다.

수면의학 관련 연구 결과가 외국 학술지에 발표되고, KBS 뉴스를 통해 소개되기도 하였다.

우리나라에 생소한 수면의학을 알리기 위해 『동아일보』에 수면질환 칼럼을 연재하기도 했고, KBS 〈생로병사의 비밀〉, SBS 〈세상은 지금〉, YTN 〈출발 7시〉, EBS 〈생방송 60분 부모〉를 비롯하여 다수의 TV 뉴스와 라디오 인터뷰에 출연하였다. 일간지, 잡지 등 다수의 인쇄매체에 기고하기도 했다. 수면질환을 소개한 『머리가 좋아지는 수면』과, 수면과 학습과의 관계를 풀어서 설명한 책인 『우리아이 수면코칭』 등 2권의 저서가 있다.

홈페이지 : www.bestsleeper.com
블로그 : http://blog.naver.com/likeagle
이메일 : shinhb@gmail.com